Timo Storck, Felix Brauner
Körpergefühl

AF640165

Viele Begriffe, die wir aus der Psychoanalyse kennen, blicken auf eine lange Geschichte zurück und waren zum Teil schon vor Freuds Zeit ein Thema. Einige Begriffe haben längst den Weg aus der Fachwelt hinaus in die Umgangssprache gefunden. Alle diese Begriffe stellen heute nicht nur für die Psychoanalyse, sondern auch für andere Therapieschulen zentrale Bezugspunkte dar.

Die Reihe »Analyse der Psyche und Psychotherapie« greift grundlegende Konzepte und Begrifflichkeiten der Psychoanalyse auf und thematisiert deren jeweilige Bedeutung für und ihre Verwendung in der Therapie. Jeder Band vermittelt in knapper und kompetenter Form das Basiswissen zu einem zentralen Gegenstand, indem seine historische Entwicklung nachgezeichnet und er auf dem neuesten Stand der wissenschaftlichen Diskussion erläutert wird.

Alle Autorinnen und Autoren sind ausgewiesene Fachleute auf ihrem Gebiet und können aus ihren langjährigen Erfahrungen in Klinik, Forschung und Lehre schöpfen. Die Reihe richtet sich in erster Linie an Psychotherapeutinnen und -therapeuten aller Schulen, aber auch an Studierende in Universität und Therapieausbildung.

Unter anderem sind bereits erschienen:
Band 4 Hans Sohni: Geschwisterdynamik. 2011.
Band 5 Joachim Küchenhoff: Psychose. 2012.
Band 6 Benigna Gerisch: Suizidalität. 2012.
Band 7 Jens L. Tiedemann: Scham. 2013.
Band 8 Ilka Quindeau: Sexualität. 2014.
Band 9 Angelika Ebrecht-Laermann: Angst. 2014.
Band 10 Hans-Dieter König: Affekte. 2014.
Band 11 Bernhard Strauß: Bindung. 2014.
Band 12 Ludwig Janus: Geburt. 2015.
Band 13 Jürgen Grieser: Triangulierung. 2015.
Band 14 Bernd Nissen: Hypochondrie. 2015.
Band 15 Roland Voigtel: Sucht. 2015.
Band 16 Joachim Küchenhoff: Depression. 2017.
Band 17 Diana Pflichthofer: Trennungen. 2017.
Band 18 Gianluca Crepaldi: Containing. 2018.
Band 19 Thomas Auchter: Trauer. 2019.
Band 20 Mathias Hirsch: Schuldgefühl. 2020.
Band 21 Wolfgang Wöller: Dissoziation. 2020.

Band 22 **Analyse der Psyche und Psychotherapie**

Timo Storck, Felix Brauner

Körpergefühl

Psychosozial-Verlag

Bibliografische Information der Deutschen Nationalbibliothek
Die Deutsche Nationalbibliothek verzeichnet diese Publikation
in der Deutschen Nationalbibliografie; detaillierte bibliografische Daten
sind im Internet über http://dnb.d-nb.de abrufbar.

Originalausgabe
© 2021 Psychosozial-Verlag, Gießen
E-Mail: info@psychosozial-verlag.de
www.psychosozial-verlag.de
Alle Rechte vorbehalten. Kein Teil des Werkes darf in irgendeiner Form (durch Fotografie, Mikrofilm oder andere Verfahren) ohne schriftliche Genehmigung des Verlages reproduziert oder unter Verwendung elektronischer Systeme verarbeitet, vervielfältigt oder verbreitet werden.
Umschlaggestaltung & Innenlayout nach Entwürfen
von Hanspeter Ludwig, Wetzlar
Satz: metiTec-Software, me-ti GmbH, Berlin
www.me-ti.de
ISBN 978-3-8379-2758-0 (Print)
ISBN 978-3-8379-7805-6 (PDF-E-Book)

Inhalt

Körper und Leib, Objekt und Subjekt: Einleitung 7
Zur Geschichte der Leiblichkeit 9
Zur Geschichte von Gefühlswissen und emotionaler Kompetenz ... 13

Körper und Gefühl bei Sigmund Freud 21
Freuds Haltung zu Biologie und Psychophysik 22
Der psychosomatische Charakter der Triebtheorie 23
Probleme der Freud'schen Affekttheorie 25
Erste Phase 26
Zweite Phase 28
Das Ich als »vor allem ein körperliches« 30
Konversion und Somatisierung 31

Körper und Gefühl bis heute 33
Die triebtheoretische Ebene 33
Die abwehrbezogene Ebene 35
Die objektbeziehungstheoretische Ebene 38
Die relationale Ebene 40
Die interdisziplinäre Ebene 45
Perspektive I: Negativität als Zugang zur Psychosomatik 48
Perspektive II: Mentalisierte Affektivität und Leiblichkeit 49

Körpergefühle in psychodynamischen Behandlungen 55
Skizze einer psychodynamischen Körper-Nosologie 56
Der Körper als Unruhe-Herd:
Erregungszustände, Überflutung, Handlungsdruck 57
Der entkräftete Körper: Erschöpfungszustände 58
Körperkonturierung um jeden Preis: Psychogener Schmerz 58
Der Körper als unzuverlässiger Partner: Funktionelle Störungen 59
Der Körper im Blick des Anderen: Inszenierungen von Körperlichkeit .. 60
Der soziale Körper: Vergesellschaftete Körperlichkeit 61
Befund und Befinden: Medizinisch begründbare Krankheit 62
Freuds Skepsis zur Behandelbarkeit der Aktualneurose 65

Expressive und indexikalische Aspekte von Körpersymptomen 71
Körperlichkeit auf der Couch und jenseits der Couch 76
Übertragungsformen im Hinblick auf Negativität 78
Übertragung körperlicher Symptome
als Dilemma von Nähesehnsüchten und Verschmelzungsängsten 80
Entleerung der Übertragung von Affekt 81
Übertragung von Abwehr: Verwerfung 82
Leiblichkeit in der Gegenübertragung und Gegenübertragungsaffekte 87
Fragen der Deutungstechnik 93
Psychodynamische Körperpsychotherapie 98
Perspektive III: Mentalisierte Alterität 99

Mentalisierte Affektivität in der Zwischenleiblichkeit der therapeutischen Beziehung 101

Psychosomatische Beschwerden als »Werkzeugstörungen«? Schlussbemerkungen 109

Literatur 113

Körper und Leib, Objekt und Subjekt: Einleitung

Warum sollen im vorliegenden Rahmen »Körper« und »Gefühl« immanent verbunden als »Körpergefühl« betrachtet werden? Die Verbindung ruft Assoziationen hervor: »Körpergefühl« kann zunächst alles oder nichts bedeuten, denn wie sollte jemand körperlos fühlen? Es kann an sexuelle Empfindungen gedacht werden, ebenso wie an physischen Schmerz oder an Missempfindungen. Mit der Wahl des Titels soll es um die Positionierung des Körperlichen, des Leiblichen an zentraler Stelle einer Konzeption der Emotionen gehen. »Gefühl« soll als ein Spüren verstanden werden, ein (Er-)Fühlen, das immer das Leibliche als sein Mittel nimmt und zugleich dessen Erlebnisweise ist. Dabei wird es zwar immer wieder auch um die Störungen des leiblichen Empfindens gehen, dies soll allerdings auch dem Zweck dienen, von der negativen Seite her die Einheit von Körper und Gefühl anschaulich zu machen.

Eingangs sind einige begriffliche Klärungen erforderlich. Zunächst einmal verstehen wir in einer Art Arbeitsdefinition unter »Gefühl« einen Oberbegriff, der sowohl leiblich-sinnliches Empfinden als auch das Spüren des Leiblichen umfasst. »Emotionen« sind dann komplexe Gebilde der psychischen Repräsentation gefühlshafter Zustände, samt ihres gestisch-mimischen und damit sozial-kommunikativen Ausdrucks, wie etwa im von Rainer Krause (2012) beschriebenen modularen Aufbau von Emotionen. »Affekte« schließlich sind eine unmittelbarere, weniger reflektier- oder kommunizierbare Form, vergleichbar mit der Unterscheidung, die Siegfried Zepf (2006) zwischen Affekt- und Emotionssymbolen trifft.

Wir sprechen ferner im Weiteren vom »Körper« im engeren Sinn, wenn es um den menschlichen Körper als etwas geht, was auch in physikalischen oder chemischen Maßen beschrieben werden kann oder zum *Objekt* unserer Wahrnehmung oder unseres Denkens wird. »Leib« verwenden wir demgegenüber, wenn es um eine vom Geistigen nicht konkret trennbare Perspektive auf die Soma als dasjenige geht, das einen erlebenden Weltzugang erst ermöglicht, also um den Leib als *Subjekt* unseres Erlebens. Es geht darin um ein wechselseitiges Durchdrungensein von »Psyche« und »Soma«, in dem beide nur abstrakt trennbar sind (vgl. Waldenfels, 2000; Küchenhoff & Wiegerling, 2008; T. Fuchs, 2015).

Als »psychosomatisch« ist grundlegend jedes Phänomen des menschlichen inneren und äußeren Erlebens zu bezeichnen, Perzeption ebenso wie Interozeption, Denken wie Fühlen. Daher ist die Rede von »psychosomatischen Symptomen« etwas, was wir zu vermeiden versuchen; stattdessen sprechen wir von »psychogen mitbedingten körperlichen Symptomen«, um zum einen den Einfluss des Psychischen zu kennzeichnen, zum anderen das Körperwerden des Leibes, also der Wandel zu etwas, was dann als Körper schmerzt oder Ähnliches und in entscheidender Weise eine Verbindung zum Erleben verloren hat. »Psychosomatische Erkrankungen« umfassen eine Vielzahl unterschiedlicher Störungen und Symptomgruppen mit jeweils unterschiedlicher Symptomatik (vgl. auch Storck, 2016a). Wir werden im Kapitel »Konversion und Somatisierung« und zu Beginn des vierten Teils einige Bemerkungen zur Nosologie im Hinblick auf den Körper machen, im Wesentlichen geht es uns aber um die eher allgemeine Bedeutung von Leib und Körper (in Relation zum Gefühl) für psychische Entwicklung und für die Genese von Krankheiten sowie um deren Bedeutung für psychodynamische Behandlungen.

Wir widmen uns einer psychodynamischen Betrachtungsweise, allerdings unter Einbezug einiger interdisziplinärer Verbindungen. Das bedeutet auch, dass wir dem biopsychosozial orientierten Konsens, psychosomatische Belastungen in erster Linie als Stressphänomene auf unterschiedlichen Betrachtungsebenen (vgl. etwa Egle et al., 2020) zu verstehen, einen genaueren Blick auf konflikthafte Grundlagen von Überlastungsphänomenen oder Leidenszuständen körperlicher Art zur Seite stellen bzw. dies auf die konzeptuelle Skizze einer Psychodynamik der Leiblichkeit beziehen. Doch wie wurde die Leiblichkeit zu unterschiedlichen Zeiten betrachtet?

Bedanken möchten wir uns für die angenehme Zusammenarbeit mit dem Psychosozial-Verlag, insbesondere bei Uwe Britten und Jessica Vogt für die sorgfältige Arbeit an und mit dem Manuskript.

Zur Geschichte der Leiblichkeit

So wichtig für den Bereich der Emotionen die Bedeutung des Körpers für das Erleben und das psychische Repräsentieren auch ist, so sehr ist für die Geschichte der Leiblichkeit bzw. Körperlichkeit festzustellen, dass zu verschiedenen Zeiten das Leibliche bzw. Körperliche unterschiedliche Bewertungen hinsichtlich seiner Wirkungen auf den Geist erfahren hat (Alloa et al., 2012; Marzano, 2013). Exemplarisch kann hier die Ideenlehre Platons herangezogen werden, in der bzw. in deren Nachfolge das Körperliche eher als etwas betrachtet wurde, was die Reinheit der Ideen stört. Anders ausgedrückt: Der Geist kann durch hineinbrechendes Körperliches (nicht zuletzt die Triebe und Affekte) allenfalls beeinträchtigt werden, im Grunde ist der Körper zu transzendieren, das geistige Ich und seine Vorstellungen sollten die Herrschaft über das Ungezügelte oder Schmutzige erlangen und behalten.

Diesem mit Platon in Verbindung gebrachten Modell (das sich sehr viel später in leicht anderer Form im psychoanalytischen Modell Max Schurs von 1955 als Desomatisierung in der psychischen Entwicklung findet) wird die Auffassung Aristoteles' gegenübergestellt (vgl. etwa Warsitz, 1989; Küchenhoff, 2012 [1992]). In dieser wird dem Körper eine Intentionalität zugeschrieben, er wird zu einer Art handelndem Subjekt, so kann beispielsweise der Arm einen Speer schleudern. Noch wichtiger ist darin der Gedanke der Seele als Form des Körpers: Es wird angenommen, dass es einzig das Körperliche sein kann, das dem Geistigen eine Art von Energie oder Lebendigkeit verleiht und es damit formt und entstehen lässt. Zwischen diesen beiden, hier etwas zugespitzt dargestellten Polen – Körperliches als Verunreinigung und Körperliches als Möglichkeitsbedingung des Geistigen – changieren auch die psychoanalytischen Modelle. Hier ist außerdem wichtig zu sehen, dass sich mitnichten eine leibkörperliche Harmonie ergibt. Vielmehr geht es um ein Spannungsfeld der einander bedingenden Perspektiven *auf* den Körper und *aus* dem Leib heraus.

Die Auffassungen eines Körperlichen auf der einen Seite, von dem sich das Geistige prinzipiell emanzipieren kann bzw. es grundlegend trennbar ist, und einer Durchformung des Geistigen durch das Leibliche auf der anderen Seite finden sich in anderer Form auch in der Position René Descartes' und dessen Herausforderung durch Baruch de Spinoza im 17. Jahrhundert (vgl. Brauner, 2018, S. 81f.). Mit seiner Methode des selbstreflexiven Zweifels, welche er ausgehend von seinem nachträglich berühmt gewordenen Diktum »cogito ergo sum« (»Ich denke, also bin ich«) entwickelt, begründet Descartes den sogenannten *Dualismus der Substanzen*. Damit geht er davon aus, dass der Körper eine physische Ausdehnung und stoffliche Substanz habe (»res extensa«), während der Geist einer nichtmateriellen Substanz entspreche (»res cogitans«), weshalb körperliche und geistige Prozesse als zwei voneinander getrennte Ebenen untersucht werden müssten (vgl. Knaup, 2012; Röd, 1982). In seinen *Meditationen* gelangt Descartes zu dem Fazit: »So ist, sage ich, soviel gewiß, daß ich von meinem Körper wahrhaft verschieden bin und ohne ihn existieren kann (Descartes, 1641; zit. n. Knaup, 2012, S. 29).

In Kritik an dieser dualistischen Position vertritt Spinoza wenige Jahre später die Auffassung eines *psychophysischen Parallelismus*, in dem er Geist und Körper als zwei Aspekte derselben natürlichen Substanz auffasst. Im Gegensatz zum Cartesianischen Rationalismus gelangt Spinoza sogar zu der Erkenntnis, dass sich geistige Prozesse aus körperlichen ableiten lassen: »Der Gegenstand der Idee, die den menschlichen Geist ausmacht, ist der Körper« (Spinoza, 2007 [1677], II, 13. Lehrsatz). Dabei geht er davon aus, dass sich der Körper insbesondere in Form innerleiblicher affektiver Prozesse im Geist ausdrückt, anders gesagt: »Der Geist erkennt sich selbst nur, sofern er die Ideen der Erregungen des Körpers erfasst« (ebd., II, 23. Lehrsatz). Als zentrales Antriebsmoment macht Spinoza eine triebhafte Kraft (»appetitus«) aus, die sich in affektiven Flutbewegungen (»fluctuatio animi«) äußert und das Seelenleben des Menschen steuert. Solche triebhaften Strebungen, die sich in körperlichen Affektionen äußern, sind für Spinoza zugleich Ausgangspunkt für das emotional-resonante Verständnis Anderer, weshalb er die leiblich-affektive mit der sozialen Natur des Menschen zusammendenkt: »Hieraus folgt [...], daß der menschliche Geist die Natur sehr vieler Körper zugleich mit der Natur seines Körpers auffaßt« (ebd., II, 16. Lehrsatz; vgl. auch I. Fuchs, 2005, S. 55f.). Zwei Perspektiven scheinen dabei auf: Ist der Körper so etwas wie ein Erfüllungsgehilfe des eigentlich geistig bestimmten Menschen (oder aber dessen störender Gegenspieler)? Oder findet das Geistige überhaupt erst als etwas in die Welt, was vom leiblichen Geschehen durchdrungen ist?

Angesichts dieser Zitate kann Sigmund Freuds triebtheoretische Begründung der Psychoanalyse als Ausführung der Leib-Seele-Philosophie Spinozas verstanden werden (Giampieri-Deutsch, 2012). Immerhin geht es Freud, zumindest im »mittleren« Abschnitt seiner Triebtheorie, in den metapsychologischen Schriften der 1910er Jahre, um den Trieb als einen »Grenzbegriff« zwischen Psyche und Soma, was sich als eine Formulierung verstehen lässt, die sich auf eine Art Vermittlungsfunktion des Triebes von körperlicher Erregung in psychisches Erleben bezieht (Storck, 2018a). Freud selbst hat in einem Brief an Juliette Boutonier am 28. Juni 1931 die »Abhängigkeit von den Lehren Spinozas [...] bereitwilligst zu[gestanden]« (zit. n. Giampieri-Deutsch, 2012, S. 96) und anlässlich des 300. Geburtstags Spinozas in einem Antwortschreiben an Siegfried Hessing auf den Punkt gebracht: »Ich habe mein langes Leben hindurch der Person wie der Denkleistung des großen Philosophen Spinoza eine außerordentliche, etwas scheue Hochachtung entgegengebracht« (zit. n. Hessing, 1962 [1933], S. 221).

Doch nicht nur für Freud, sondern ebenso für aktuelle Theorien von Prozessen des Körpergefühls, deren Überlegungen für den interdisziplinären Austausch der zeitgenössischen Psychoanalyse mit den Nachbarwissenschaften leitend sind, ist Spinoza ein entscheidender Ideengeber (etwa Damasio, 2005; Leuzinger-Bohleber, 2014, S. 928f.).

Ein Sprung zum Beginn des 20. Jahrhunderts führt zu der Helmuth Plessner (1981 [1928], S. 304ff.) zugeschriebenen Unterscheidung zwischen »Körper haben« und »Leib sein« (vgl. zu dessen Freud-Kritik etwa Krüger, 2018). Ausgehend von dessen Form der philosophischen Anthropologie geht es darum, zum einen Körperliches in seinen auch physikalischen Eigenschaften zu beschreiben oder als etwas, was zu diesem oder jenem Zweck eingesetzt wird (etwa einen 100-Meter-Sprint hinzulegen oder ein Gewicht zu heben), und zum anderen als dasjenige, in dem der Weltzugang besteht bzw. einzig erlebt wird (bei Maurice Merleau-Ponty eine »fungierende« Intentionalität bzw. Leiblichkeit; vgl. Stoller, 2020). Den *Körper* zum Sprint in Bewegung zu versetzen ist begleitet von *leiblichen* Empfindungen, das heißt von solchen, wie »ich« *leiblich* bestimmt »mich« bewege. Im Anschluss an die Arbeiten von Thomas Fuchs (etwa 2015) beispielsweise kann dann gesagt werden, dass sich für den Menschen die Doppelperspektive eines Leib-Körpers ergibt. Beide Aspekte des Erlebens sind nicht trennbar, allenfalls kann eine Art des Changierens (Küchenhoff, 2012 [1987], S. 82f.) beschrieben werden, in dem mal das Körperliche, mal das Leibliche im Vordergrund steht.

Als weiteres Feld mit Blick auf die Geschichte der Leiblichkeit ist die philosophische Phänomenologie zu nennen. Dieser geht es seit Edmund Husserls Arbeiten zu Beginn des 20. Jahrhunderts grundlegend darum, die Erlebnisphänomene zu beschreiben, und zwar losgelöst von psychologistischen oder objektivistischen bzw. empiristischen Vorannahmen oder Fehlschlüssen. Das bedeutet, es muss geklärt werden, welchen Bedingungen beispielsweise Wahrnehmungsprozesse (vgl. Merleau-Ponty, 1945) unterliegen, die ein Phänomen im Erleben erst entstehen lassen. Insbesondere mit Merleau-Ponty (1964, S. 183f.) kann thematisiert werden, in welcher Weise wir es mit einem »Fleisch der Welt« zu tun haben, das zwischen uns und den Gegenständen unserer Wahrnehmung (erst recht in Interaktionen mit Anderen) liegt und beide als nur abstrakt trennbar ausweist (vgl. Alloa, 2012; Angehrn, 2013). Ausgehend von einer Auffassung, dass Wahrnehmung niemals sich selbst einholen kann (wir können nicht beobachten, wie und dass unsere Augen etwas beobachten: Wir können uns nicht sehen sehen) und dass Empfindungen immer in einer Verschränkung von Aktivität und Passivität bestehen (wenn wir unseren linken Arm mit der rechten Hand berühren, erleben wir beides, untrennbar), geht es dann darum, dass Leibliches nicht personal oder individuell festgesetzt werden kann, sondern als Phänomen des empfindenden Weltzugangs notwendigerweise und bereits in seinen Bedingungen und Vollzügen »zwischenleiblich« ist (Merleau-Ponty, 1964, S. 184; vgl. auch Küchenhoff, 2013; Warsitz, 2020; Scharff, 2021).

Eine wichtige Weiterführung dieses Gedankens besteht in der Akzentsetzung von Bernhard Waldenfels (2002, S. 14ff.), der Wahrnehmung und Bewusstsein als etwas »Pathisches« beschreibt, also als etwas, von dem wir getroffen werden, statt dass es sich ergibt, wenn und weil wir unseren Wahrnehmungsapparat intentional auf etwas richten und so Bewusstsein aussenden, das aktiv seine Gegenstände findet. Diese Untersuchungen von Wahrnehmung und Leiblichkeit sind für ein psychoanalytisches und allgemein psychotherapeutisches Nachdenken über Körpergefühle nicht zuletzt deshalb relevant, weil sie in ihren Grundlagen als beziehungshaft zu denken sind (zur Differenzierung der Begriffe zwischen Phänomenologie und Psychoanalyse vgl. Lohmar & Brudzinska, 2012; Kobylinska-Dehe, 2019).

Zur Geschichte von Gefühlswissen und emotionaler Kompetenz

Nicht nur für das Verständnis von Leiblichkeit, sondern auch für die jeweils praktizierten Umgangsweisen zur Regulation von Emotionen gilt, dass sie stark historischen Wandlungsprozessen und soziokulturellen Strukturbedingungen unterliegen. Während in der Geschichtswissenschaft und Soziologie die Ebene des emotionalen Erlebens und Ausdrucks lange Zeit stark vernachlässigt wurde (Hitzer, 2011a), haben sich seit Ende der 1990er Jahre explizit emotionshistorische und -soziologische Forschungsrichtungen etabliert, die die historische und soziokulturelle Prägung von emotionsbezogenen Erlebens- und Umgangsweisen ausführlich untersuchen. Ute Frevert bringt die Grundidee hinter dieser Forschungsrichtung treffend auf den Punkt: »Gesellschaften entwickeln verschiedene Sensibilitäten und Gefühlskulturen; sie geben manchen Gefühlsäußerungen Vorrang; sie erwarten je nach Situation und Umgebung bestimmte Regungen und verwerfen andere« (Frevert, 2013, S. 12). Diese Forschungen zur sogenannten *Emotionsgeschichte* sind auch für unseren psychotherapeutischen Umgang mit Körpergefühlen interessant, weil sie eine stärker kulturtheoretische Einbettung des Themas ermöglichen, um sich ausführlicher mit den klinischen und behandlungspraktischen Implikationen beschäftigen zu können.

Mit William Reddy, der als zentraler Impulsgeber dieser noch jungen Forschungsrichtung gilt (vgl. Plamper, 2012, S. 62ff.), lässt sich die Entwicklung der Emotionsgeschichte an sogenannten *emotives* ablesen, also an »Statements darüber, wie wir uns fühlen« (ebd., S. 322). Die Untersuchung historischer Prozesse mittels solcher »emotives« ermöglicht Reddy zufolge ein besseres Verständnis gesellschaftlicher Entwicklungen, da Emotionsaussagen gleichermaßen konstative wie performative Elemente enthalten. Anders gesagt: Emotives haben »sowohl weltbeschreibende als auch weltverändernde Eigenschaften. […] Indem wir einen Zustand der Welt gefühlsmäßig beschreiben, versuchen wir, diesen Zustand auch zu beeinflussen, nehmen also eine wertende Haltung ein« (ebd., S. 298).

In diesem Sinne hat ein Team um die Historikerin Ute Frevert in einem Projekt des von ihr geleiteten Forschungsbereichs »Geschichte der Gefühle« am Berliner Max-Planck-Institut für Bildungsforschung untersucht, wie sich Emotives in der westlichen Moderne entwickelt haben (vgl. Frevert, 2011). Durch eine vergleichende Untersuchung von deutsch-, englisch- und französischsprachigen Wörterbüchern konnte anhand der Lemmata, die zur Beschreibung von gefühlsbezogenem Erleben und Verhalten verwendet wurden (von der Forschungsgruppe als »Gefühlswissen« bezeichnet), gezeigt werden, dass in Westeuropa insgesamt Umgangsweisen im Sinne einer emotionsbezogenen Reflexivität eine zunehmende Bedeutung erhalten haben. So wird beispielsweise in deutschsprachigen Wörterbüchern deutlich, »dass das selbstreflexive ›Sich fühlen‹ Ende des 18. Jahrhunderts lexikonfähig wurde und Autoren von Johann Gottfried Herder bis Friedrich Schiller es mit Emphase benutzten« (ebd., S. 268), während zuvor »fühlen« lediglich in nichtselbstreflexiver Form Verwendung gefunden hatte. Am Beispiel von französischen Lexika lässt sich darüber hinaus ablesen, dass »die Fähigkeit zum Mitleiden, zur Mitfreude, zum Mitgefühl […] im 18. Jahrhundert zu einer menschlichen Kardinaltugend [avancierte] – und zu einem Mittel ›au bien & au maintien de la société‹« (ebd., S. 20), also zum Wohl und zur Erhaltung der Gesellschaft.

Die Kombination aus emotionsfokussierter Selbstreflexion und reflektierter Einfühlung wurde ab dem ausgehenden 18. Jahrhundert zu einer zentralen Vorgabe an die Individuen des aufstrebenden Bürgertums, was ausgehend von der Ethik- und Tugendtheorie der schottischen Aufklärungsphilosophie (siehe auch Begemann, 1987, S. 21–51) zur Entstehung »jene[r] empfindsamen Zirkel und Kreise [führte], die seit dem 18. Jahrhundert in England, etwas später auch in Kontinentaleuropa entstanden, [und] einen mitfühlenden Habitus [kultivierten], der auch für Gesellschaften als Ganze normgebend sein konnte« (Frevert, 2013, S. 47).

Um diesem Anspruch zur Ausbildung einer emotionsbezogenen Reflexivität innerhalb der bürgerlich-liberalen Gesellschaft gerecht werden zu können, mussten die Individuen – in der Konzeptbildung Reddys gesprochen – eine gelingende »Gefühlsnavigation« entwickeln, um »das erfolgreiche Manövrieren zwischen unterschiedlichen Zielorientierungen [zu ermöglichen]« (Plamper, 2012, S. 309), beispielsweise zwischen Affektkontrolle (zur intrapersonalen Selbstreflexion) und Gefühlsverstärkung (zur interpersonalen Empfindsamkeit). Hierfür mussten von den Individuen im aufsteigenden Bürgertum des 19. Jahrhunderts – wie die Emotionshistorikerin Martina Kessel anhand von Verhaltensratgebern, Briefen und Tagebüchern detailliert untersucht hat – insbesondere im privaten Bereich emotionsbezogene Kompetenzen ausgebildet werden, durch die sie »dem doppelten und nach unwägbaren Kriterien umspringenden Anspruch der bürgerlichen Kultur auf Gefühlskontrolle und Gefühlsvermittlung« (Kessel, 2001, S. 167f.) gerecht werden konnten. Unterstützt wurde dieses Ideal der zugleich empfindsam-verstärkenden wie affektkontrolliert-abschwächenden Ausbalancierung von Gefühlen neben der inzwischen weit verbreiteten Rezeption aufklärungsphilosophischer Schriften (insbesondere zu tugendhaften und sittlichen Umgangsweisen) vor allem durch die den Emotionsdiskurs zunehmend prägende Medizin, da hier eine fehlerhafte Ausbalancierung des Gefühlshaushalts mit »Krankheit« assoziiert wurde (Frevert, 2011, S. 264ff.).

Diese Entwicklung ging in der ersten Hälfte des 20. Jahrhunderts über in das Aufkommen der Psychoanalyse und anderer therapeutischer Richtungen aus der nun institutionalisierten und als eigenständige Disziplin anerkannten Psychologie, welche den gesamtgesellschaftlichen Diskurs über Emotionalität zunehmend bestimmten (Hitzer, 2011b). Seit den 1920er Jahren fand – nun auch weit über den Privatbereich hinaus – auf verschiedenen Arbeitsfeldern »Psychowissen jedweder Provenienz [...] Eingang in die Gesellschaft. Ob als Psychotechnik zur Rationalisierung von Arbeitsprozessen, als Sexual- oder Eheberatung, in der Seelsorge, Werbe- oder Militärpsychologie [...] sollte es der Selbstkontrolle des Individuums über seine Gefühle dienen« (ebd., S. 18). Als zentrales Mittel hierfür gewinnt im therapeutischen Diskurs die Verarbeitung von Gefühlszuständen in kohärenten Narrationen zunehmende Bedeutung, als Indikator für psychische Gesundheit gilt nun eine Fähigkeit zur Verbalisierung von Emotionen. Dies ging seit den 1960er und 1970er Jahren infolge des »Psychobooms« mit der Illusion einer »radikalen Individualisierung« einher, weil sich die Therapieforschung unter Führung von Psychoanalyse und klinischer Psychologie »als primäre Produzentin von Gefühlswissen und Gefühlspraxis vornehmlich auf Individuen konzentrierten« (Frevert, 2011, S. 270). Unter zunehmend verbreiteten Konzepten wie »emotionaler Intelligenz« oder »adaptiver Emotionalität« wurde von Individuen gefordert, aufkommende Affekte mittels spezifischer Regulationsstrategien dem jeweiligen sozialen Kontext angemessen auszudrücken, was ihre reflektierte Wahrnehmung erforderte.

Welche Auswirkungen diese Entwicklungen in der Emotionsgeschichte der Spätmoderne auf heute lebende Individuen haben, wurde insbesondere in emotionssoziologischen Studien untersucht (etwa Hochschild, 2006 [1990]; Illouz, 2007). Es lässt sich feststellen, dass mit dem Übergang zum 21. Jahrhundert zusätzliche Optimierungsansprüche an die Emotionsregulationskompetenz des Individuums herangetragen werden, wie Sighard Neckel zusammenfasst: »Das emotionale Selbstmanagement [...] bürdet dem modernen Subjekt auch noch die eigene Gefühlswelt als eine individuell zu lösende Aufgabe der Bewährung und der Verbesserung auf« (Neckel, 2014, S. 121f.). Für eine optimale Regulation ist es nicht mehr ausreichend, den Emotionsausdruck adaptiv kontrollieren zu können, sondern es sollte bei der sozialen Darstellung des eigenen Emotionserlebens der Eindruck einer *authentischen Performance* entstehen (ebd.). Wenn ausgehend von der wachsenden Bedeutung von Service- und Dienstleistungsberufen inzwischen in vielen Lebensbereichen ein optimales »Tiefenhandeln in der Emotionsarbeit« (Hochschild, 2006 [1990]) eingefordert wird, dann bedeutet dies für die Individuen »mithin die paradoxe Erwartung, gesellschaftlich erwünschte Gefühle in glaubwürdiger Weise authentisch darstellen zu können« (Neckel, 2014, S. 121).

Gemeinsam mit dem nach wie vor bestehenden Ideal einer Verbalisierung des eigenen Gefühlslebens bedeutet dies den Anspruch zur Ausbildung von Fähigkeiten einer *emotionalen Reflexivität*, sodass Emotionserleben und -ausdruck »durch die ›Aufmerksamkeit auf das, was in uns ist‹ (Leibniz) zum Gegenstand reflexiver Prozesse und bewusster Selbstthematisierung [gemacht werden können]« (ebd., S. 119). Aus der hier fokussierten Perspektive zu Körpergefühlen ist jedoch einzuwenden, dass mit diesem paradoxen Anspruch einer authentischen Performance von Emotionen, die zwar gefühlsmäßig spürbar, aber mittels Selbstreflexion und Verbalisierung kontrolliert dargeboten werden sollen, eine unzureichende Berücksichtigung der Integration von körpernahen Impulsen einhergeht, denn – so das kritische Fazit Neckels – wer Emotionen »durch eine Über-Kognitivierung bewusst herstellen möchte, untergräbt ihr intuitives Erkennen« (ebd.).

In der emotionshistorischen Forschung werden leiblich-affektive Aspekte der Emotionsgeschichte seit Monique Scheers (2012) grundlegender Studie mithilfe des Habitus-Konzepts erforscht. Damit wird der oben beschriebenen Gefühlsnavigation mittels Emotives, die stärker auf die reflektierte Verbalisierung von Affekten abzielen, ein Ansatz von gewohnheitsmäßigen emotionalen Praktiken zur Seite gestellt, »die entstehen, wo körperliche Funktionen und kulturelle Erfordernisse aufeinandertreffen« (ebd., S. 202). Eine solche Zugangsweise zur Emotionsgeschichte ist »stärker interessiert am *impliziten Wissen*, an dem größtenteils unbewussten Gespür dafür, was adaptives Verhalten in einer gegebenen Situation wäre« (ebd.; Hervorh. d. A.). Entscheidend ist dabei, dass auf dieser leiblich-affektiven Ebene nicht allein »›Körperwissen‹, das sedimentiert, also eingeschliffen und abgelegt ist« (Plamper, 2012, S. 317), aufzufinden ist, sondern ebenso kreatives, nicht reflexiv einzuhegendes Veränderungspotenzial besteht, denn Habitus »lässt Raum für Verhalten, das nicht ganz und nicht immer vorhersehbar ist, was zu Wandel und Widerstand statt zu vorprogrammierter Reproduktion führen kann« (Scheer, 2012, S. 204).

Welche Auswirkungen diese gesellschaftlichen Anforderungen zur Formung eines Habitus auf die Identitätsbildung von Individuen heutzutage hat, ist insbesondere von Eva Illouz (2007) auf Grundlage ihrer emotionssoziologischen Studien beschrieben worden. Sie hebt hervor, dass im aktuell existierenden Netzwerkkapitalismus, in dem sich Kapital vor allem aus Fähigkeiten zur Beziehungsgestaltung gewinnen lässt, die Ausbildung von *emotionaler Kompetenz* für den Lebenserfolg zentral sei, »nämlich ein Gespür [auszubilden], die Fähigkeit, die eigenen Gefühle zu identifizieren, über sie zu reden, sich in die Position des Anderen einzufühlen und Lösungen für ein Problem zu finden« (ebd., S. 106). Jedoch ist diese Kompetenz nicht als rein kognitiv gesteuerte Gefühlsnavigation misszuverstehen, sondern in das *emotionale Kapital* fließen Illouz zufolge »die am wenigsten reflexiven Züge des Habitus [ein]. Es existiert in Form von dauerhaften Dispositionen des Organismus und ist der am stärksten körpergebundene Teil des inkorporierten Kulturkapitals« (ebd., S. 98). Individuen müssen deshalb in der Spätmoderne nicht nur die Fähigkeit ausbilden, ihre Emotionen bewusst und kontrolliert reflektieren zu können, sondern zusätzlich deren körperlich vermittelten Impulse intuitiv zu erfassen und authentisch auszudrücken.

In der jüngeren Psychoanalyse werden solche emotional-reflexiven Fähigkeiten unter der Kompetenz *mentalisierter Affektivität* zusammengefasst, worunter als höchster Form der Emotionsregulation die Kompetenz gefasst wird, einen aktivierten Gefühlszustand wahrzunehmen und zu reflektieren, während der emotionale Kontakt zu ihm aufrechterhalten wird. Wir werden unten unter dem Stichwort der *mentalisierenden Interozeption* nachvollziehen, dass auch aus einer solchen zeitgenössischen psychoanalytischen Perspektive emotionale Kompetenz die Integration von körpernahen Prozessen in reflexive Anstrengungen erfordert, was kreatives Veränderungspotenzial mit sich bringt. Innerhalb des oben entwickelten emotionshistorischen und -soziologischen Rahmens lassen sich die emotionalen Kompetenzen als Bemühungen von Individuen verstehen, den kulturellen Anforderungen an zugleich affektreguliert-reflexive wie authentisch-habituelle Umgangsweisen in der Spätmoderne gerecht zu werden.

Solche Erkenntnisse und die daraus resultierenden Annahmen sind auch für die Einschätzung entsprechender Äußerungen von Klient*innen ausgesprochen hilfreich. Sie ermöglichen eine Einbettung der individuellen Leidenszustände und Umgangsweisen in den größeren soziokulturellen Kontext, woraus sich Behandlungsimplikationen für eine bessere Integration in die jeweilige soziale Umgebung ableiten lassen, was für die langfristige psychische Gesundung zentral ist.

Körper und Gefühl bei Sigmund Freud

Im Hinblick auf den Körper in Freuds Psychoanalyse tritt zunächst ohne Zweifel die Konzeption der infantilen Sexualität sowie damit verbunden die Triebtheorie und die Phasenlehre der psychosexuellen Entwicklung hervor (vgl. Storck, 2018a, b). Auch muss gesagt werden, dass Freud keine dezidierte, allgemeine Affekttheorie vorlegt, am ehesten könnte das noch für eine spezielle Affekttheorie der Angst gesagt werden, ansonsten beschreibt er zwar die Bedeutung einzelner Affekte für die Symptombildung oder im Rahmen einzelner (neurotischer) Erkrankungen, aber zurecht ist kritisiert worden (vgl. Krause, 2012, S. 177f.; Benecke & Brauner, 2017, S. 110ff.), dass Affekte bei Freud in erster Linie Epiphänomene anderer Prozesse bzw. Abfuhrphänomene sind: Sie sind das, was auftritt, wenn sich Prozesse der Triebabfuhr, -hemmung oder -umwandlung vollziehen (vgl. etwa Freud 1915d, S. 255; 1916–17a [1915–17], S. 410).

Wir gehen deshalb im Weiteren getrennt auf »Körper« und »Gefühl« im Freud'schen Denken ein. In weiteren Ansätzen und in Überlegungen zum klinischen Arbeiten werden wir dann beides wieder zusammenführen. Zunächst gehen wir knapp auf die Bedeutung ein, die Biologie und insbesondere Psychophysik für Freud gehabt haben, bevor wir das Herzstück psychoanalytischer Leiblichkeit, die Triebtheorie, erörtern. Davon ausgehend geht es uns anschließend um die Probleme einer Freud'schen Affekttheorie samt einiger Gedanken dazu, welchen wichtigen Stellenwert Gefühle nichtsdestoweniger in seiner Psychologie und Behandlungstechnik haben. Danach werden wir Überlegungen zu Freuds Auffassung, das »Ich« sei »vor allem ein körperliches« (Freud, 1923b, S. 253) präsentieren und weiterführen, bevor wir einige Folgerungen für die Konzeption psychogen mitbedingter körperlicher Symptome anschließen, und zwar in Form der Unterscheidung zwischen Übertragungs- und Aktualneurosen bzw. zwischen Konversion und Somatisierung.

Freuds Haltung zu Biologie und Psychophysik

Der »vor-psychoanalytische« Werdegang Freuds zeigt neben einem ausgeprägten, aber von ihm selbst ambivalent betrachteten Interesse an der Philosophie seine Verwurzelung in einer auch biologisch ausgerichteten Medizin (vgl. Storck, 2018c, S. 18ff.). Zwischen der Promotion über Aalhoden, der Tätigkeit im anatomischen Labor Theodor Meynerts und seiner allgemeinen nervenärztlichen Ausbildung wird Freuds Anspruch erkennbar, psychische Prozesse und Erkrankungen auch in ihren neuronalen Grundlagen zu beschreiben. So ist der *Entwurf einer Psychologie* (Freud, 1950a [1895]) von 1895 vielschichtig: Er verdeutlicht ebenso Freuds Anliegen (wenig später in der *Traumdeutung* noch klarer ausgearbeitet; Freud, 1900a), psychische Prozesse und deren Resultate zu ergründen, wie auch die Bedeutung, die eine naturwissenschaftliche (in Abgrenzung von philosophischer Spekulation oder intuitiver Alltagspsychologie; Freud, 1926e, S. 219) Betrachtungsweise für ihn hat.

Auch wenn sein Werk bekanntlich changiert zwischen einer medizinischen und biologischen Grundlegung der Psychoanalyse einerseits sowie dem (An-)Erkennen der Novellenartigkeit seiner Falldarstellungen (Freud, 1895d, S. 277) und damit nicht zuletzt des Erlebnischarakters psychoanalytischer Behandlungen andererseits, bleibt die Biologie ein Referenzpunkt. So ist für den »frühen« Freud das »Manifest« der Helmholtz-Schule richtungsweisend, mit dem darin enthaltenen Vorhaben, psychische Prozesse analog zu physikalisch-chemischen Prozessen zu beschreiben (vgl. Schneider, 1999, S. 28), ferner der, wenn auch etwas eigenwillige, Anschluss an Gustav Theodor Fechners psychophysische Konzeption eines »Konstanzprinzips« (etwa Freud, 1923b, S. 275). Für den »späten« Freud (1920g) wird die Auseinandersetzung mit Prozessen von Zellentwicklung und Zellsterben im Zuge seiner späten Triebtheorie wichtig (also das Anliegen einer Art von »Tiefenbiologie«; Ferenczi, 2015 [1924]).

Vor diesem Hintergrund werden Freuds Bemerkungen zu Abfuhr und Umwandlung verständlicher, auch als Teil einer Affekttheorie. Affekte, in ihrer Grundform bei Freud Lust und Unlust – mit Melanie Klein (etwa 1948) wären Angst und Destruktivität ins Zentrum zu setzen –, sind so etwas wie die qualitative Form, in der Reizintensitäten (als Quantitäten) ins Bewusstsein treten (Freud, 1915c, S. 214): Eine ansteigende bzw. längere Zeit hohe Reizintensität wird als unlustvoll erlebt, eine absteigende als lustvoll. Affekte sind damit Erlebnisformen des Triebgeschehens. In diesem Zusammenhang wird auch das Zusammenspiel zwischen Eros und Todestrieb wichtig, als Konzeption eines Strebens nach steigender Erregung, ohne die es auch keine Befriedigung geben könnte, und eines Strebens nach Ruhezustand und Entdifferenzierung, welche – als »Todestrieb« – vor Exzessivität schützt (vgl. Storck, 2020a; in Vorb. b).

Der psychosomatische Charakter der Triebtheorie

Trotz des Stellenwerts der Biologie in Freuds Denken wäre es eine Verkürzung, sein Triebkonzept als ein biologisches zu betrachten. Freuds Triebtheorie erfährt im Verlauf seines Werks einige Wandlungen. Als zentral wird üblicherweise die Kennzeichnung des Triebs als eines »Grenzbegriffs« zwischen Psyche und Soma angenommen (Freud, 1915c, S. 214), und in dieser Form ist das Konzept auch für spätere Autor*innen und für ein heutiges Verständnis besonders ertragreich. Freud konzipiert in der Grenzbegriff-Annahme »Trieb« als ein Konzept, welches das »Maß der Arbeitsanforderung« (ebd.) auf den Begriff bringt, das dem Psychischen seitens des Körpers gestellt ist. Anders ausgedrückt: »Trieb« meint, dass Körperliches ins Geistige hineintreibt, sodass das Individuum gefordert ist, mit Repräsentation darauf zu antworten (ähnlich auch bei Green, 2010; Laplanche, 1988). Das Triebkonzept beschreibt eine Art von Vermittlungsfunktion von Erregung in Erleben.

Aus Sicht Freuds (1915d, S. 255) erfährt also der Trieb im Psychischen eine Repräsentation, in Form von Vorstellung oder Affekt(-betrag) als den beiden Formen der Triebrepräsentanzen. Unter den von Freud (1915c, S. 214ff.) beschriebenen Merkmalen des Triebes ist der Triebdrang dasjenige quantitative Moment, welches das Drängen in die Repräsentation darstellt, die Triebquelle ist der Körper- oder Organbereich, an dem ein innerer oder äußerer Reiz empfunden wird. Triebobjekt und Triebziel haben letztlich bereits mit den Vorstellungen davon zu tun, wie Befriedigung zu erlangen ist.

In diesem Sinn ist das Triebkonzept psychosomatisch, denn es bezieht sich auf Prozesse an der Grenze zwischen Psyche und Soma. Es beschreibt Prozesse der Vermittlung und in seinen Grundzügen stellt es damit eine Theorie der *allgemeinen* Motivation des Psychischen vor, insofern darin gefasst ist, wie Psychisches als solches motiviert ist (Storck, 2018a). Dabei sind die »Reize«, die das Triebgeschehen in Gang setzen, immer eingebunden in Interaktionsszenen, die eine stimulierende und/oder beruhigende Wirkung haben; daher ist das Triebkonzept, erst recht in Abgrenzung zu einer Konzeption eines Instinkts, immer zugleich bezogen auf sozialisatorische, relationale Prozesse.

»Reize« und Befriedigung stehen hier im Kontext der Freud'schen Entwicklungstheorie (1905d), die im Wesentlichen eine Theorie der psychosexuellen Entwicklung ist, auch wenn sich Aspekte von Aggression oder Narzissmus finden – diese wurden allerdings von nachfolgenden Autorinnen und Autoren genauer ausgearbeitet. Zentriert man diese auf die orale, anale und phallisch-ödipale Phase (ebd., S. 98ff.) – unter Absehung des diesen vorangehenden primären Identifiziertseins oder des Autoerotismus sowie der ihnen nachfolgenden Latenzzeit und genitalen Phase –, dann geht es wesentlich um die Entwicklung lustvoller bzw. befriedigender Empfindungen im Zusammenhang mit Körperlichkeit. Der Psychoanalyse geht es um einen erweiterten Begriff von Sexualität (ebd., S. 32), also über den Bereich genitaler Sexualität hinaus (Lustempfindungen im Zusammenhang der Körperlichkeit auch in anderen Bereichen als den Genitalien) bzw. sogar in Gestalt eines Bruchs zwischen infantiler (fragmentierter, ungeregelter) und erwachsener Sexualität.

Zu den drei genannten Phasen der psychosexuellen Entwicklung kann nun zum einen gesagt werden, dass es dabei im Kern um Körperempfindungen und damit verbunden um eine Repräsentation geht (in Form erogener Zonen, in Form bestimmter Wünsche), bei der Oralität beispielsweise um Empfindungen im Zusammenhang mit Zunge, Lippen, Mundschleimhäuten, aber auch der motorischen Lautproduktion. Zum anderen geht es aber auch darum, dass sich diese eher körpernahen Lesarten der Psychosexualität umsetzen in »Themen« (Storck, 2018b, S. 28ff.) oraler, analer oder phallisch-ödipaler Befriedigung (bzw. Unlust), etwa dahingehend, dass es bei der Analität dann nicht allein konkret um die Kontrolle der Ausscheidungsfunktion geht, sondern um intra- oder interpersonelle Kontrolle überhaupt oder um die Auseinandersetzung mit eigenen »Produkten«.

Sowohl triebtheoretisch (im Sinne von Freuds Triebdualismus, aber auch im Sinne einer inneren Spannung des Triebgeschehens zwischen Erregung und Befriedigung) als auch affekttheoretisch ist wichtig, dass mit diesen Prozessen von Trieb- und Sexualentwicklung nichts beschrieben ist, das irgendwie »reibungslos« vonstattengehen könnte. Das Individuum ist immer mit der Spannung zwischen egoistischen und sozialen Interessen, zwischen Wunsch und Verbot, konfligierenden Wünschen und anderem konfrontiert. Diese Konflikthaftigkeit ist der entscheidende Entwicklungsmotor, denn der Umgang damit entscheidet über die Entwicklung »gesunder« oder »pathologischer« Anteile des Psychischen. Auf der Ebene der Affekte ist das als Ambivalenz zu beschreiben: Neben motivationalen Konflikten lassen sich repräsentationale Konflikte beschreiben (vgl. Storck, 2021c), die sich in erster Linie in Affektambivalenzen zeigen, also im Zusammentreffen positiver und negativer, angenehmer und unangenehmer Affekte angesichts der Vorstellungen von Selbst und Anderem. Die Toleranz für diese Ambivalenz hat einen weiteren entscheidenden Einfluss auf die Frage nach psychischer Gesundheit. Fehlt sie, bleiben Vorstellungen vom Selbst und vom Anderen unintegriert.

Probleme der Freud'schen Affekttheorie

Affekte werden in Freuds Theorie über weite Strecken sekundär als Epiphänomene aus der Triebtheorie abgleitet, und insgesamt hat er affektbezogene Prozesse recht undifferenziert unter dem (sehr weit gefassten) Angstbegriff behandelt (vgl. auch Benecke & Brauner, 2017, S. 110ff.; Storck, 2018a, S. 102ff.). Bereits recht früh deutet er im Abschnitt »Was ist nun im dynamischen Sinne ein Affekt?« (1916–17a [1915–17]) eine durchaus anspruchsvolle Definition an:

> »Ein Affekt umschließt erstens bestimmte motorische Innervationen oder Abfuhren, zweitens gewisse Empfindungen, und zwar von zweierlei Art, die Wahrnehmung der stattgehabten motorischen Aktionen und die direkten Lust- und Unlust-Empfindungen, die dem Affekt, wie man sagt, den Grundton geben« (ebd., S. 410).

Damit kommt er dem modernen psychoanalytischen Affektverständnis einer Integration verschiedener Subsysteme durchaus nahe (vgl. Krause, 2012). Doch dieses zunächst angelegte Potenzial wird in Freuds Theorie nicht vollends ausgeschöpft, sodass er knapp zehn Jahre später in einer Auseinandersetzung mit dem Schriftsteller Romain Rolland über das »ozeanische Gefühl« zu dem Fazit gelangt, es sei »nicht bequem, Gefühle wissenschaftlich zu bearbeiten« (Freud, 1930a [1929], S. 422). Auch wenn Freud die zentrale Stellung von Affekten in seiner Behandlungstechnik durchaus anerkannt hat, bleibt ihre Bedeutung in den theoretischen Schriften deutlich unterbestimmt.

Konkret lässt sich Freuds am Beispiel der Angst beschriebene Affekttheorie in zwei Phasen unterteilen: Zunächst (ab 1915) untersucht er Angstaffekte als Folge einer ausgebliebenen Triebabfuhr, später dann (ab 1926) als Ursache aktivierter Abwehrmechanismen. Die Rolle der Angstaffekte im psychischen Apparat kehrt sich somit im Laufe der Zeit um (vgl. Döll-Hentschker, 2008, S. 446f.).

Erste Phase

In seiner ersten Angsttheorie ab 1915 versteht Freud die Affekte (neben den Vorstellungen) als Triebderivate, also wörtlich als »Ableger« von Trieben (oder später auch als »Triebabkömmlinge«; vgl. Zepf, 2006, S. 29ff.). Angst tritt auf als eine direkte Umsetzung unabgeführter Libido und damit Unlust: Je mehr »Triebstau«, desto mehr Angst. Metapsychologisch entspricht hier der sogenannte Affektbetrag »dem Triebe, insofern er sich von der Vorstellung abgelöst hat und einen seiner Quantität gemäßen Ausdruck in Vorgängen findet, welche als Affekte der Empfindung bemerkbar werden« (Freud, 1915d, S. 255). Somit entsprechen Affekte in Freuds Verständnis »Abfuhrvorgängen [...], deren letzte Äußerungen als Empfindungen wahrgenommen werden« (Freud, 1915e, S. 277). Hinsichtlich des Zusammenhangs zu psychodynamischen Abwehrprozessen ist Freud hier der Überzeugung, »daß die Unterdrückung der Affektentwicklung das eigentliche Ziel der Verdrängung ist« (ebd.). Angstaffekte erscheinen in dieser Phase somit zusammengenommen im Rahmen triebtheoretisch begründeter Verdrängungsprozesse als Folge eines Ausbleibens der Abfuhr von Triebimpulsen (vgl. Storck, 2018a, S. 107f.).

An dieser Position Freuds lassen sich zwei Hauptkritikpunkte formulieren (vgl. Benecke & Brauner, 2017, Kapitel 2.2).

Zum einen ist Freuds Grundauffassung, Affekte im Kern als sekundär abgeleitete Phänomene primärer Triebe anzusehen, rückblickend zwar gut nachvollziehbar vor dem Hintergrund der damals vielfach geteilten Theorien, motivationale Antriebe auf wenige aus dem Körperinneren drängende Kräfte zurückzuführen (etwa Clark Hulls »general drive«; vgl. ebd., S. 16f.). Angesichts der anschließenden Entwicklung der emotionspsychologischen Forschung erscheint sein Modell jedoch inzwischen als wenig plausibel, da auf dem heutigen wissenschaftlichen Stand von der Existenz phylogenetisch geprägter und angeborener Primäraffekte (auch »Basisemotionen« genannt) ausgegangen wird, die motivationalen Antrieb und emotionales Erleben grundlegend beeinflussen (vgl. ebd., S. 180ff.).

Zum anderen unterschätzt Freud mit seiner triebtheoretischen Ableitung, durch die ein Fokus auf aus dem Körperinneren strömenden Kräfte gesetzt wird, die soziale Zeichenfunktion von Affekten, die im Anzeigen von in der Beziehung geäußerten Grundbedürfnissen besteht. Rainer Krause fasst diesen aus heutiger Sicht sicherlich bedeutsamen Kritikpunkt an Freud damit zusammen, »daß auf der Ebene der Metatheorie weitgehend falsche Theoreme zu finden sind, die sich [...] durch die Negierung des sozialen Anteils kennzeichnen lassen« (Krause, 1998, S. 26).

Ein weiterer wichtiger Bereich in dieser Phase betrifft Freuds Verständnis von einer fraglichen Unbewusstheit von Affekten (vgl. Benecke & Brauner, 2017, S. 118ff.). In seiner Darlegung über »unbewusste Gefühle« (1915e, S. 275ff.) gesteht Freud: »Wir sind [...] in der psychoanalytischen Praxis gewöhnt, von unbewußter Liebe, Haß, Wut usw. zu sprechen und finden selbst die befremdliche Vereinigung ›unbewußtes Schuldbewußtsein‹ oder eine paradoxe ›unbewußte Angst‹ unvermeidlich.« Doch in seiner Theorie betont er, dass von den Ablegern des ursprünglichen Triebimpulses nur die Vorstellungsrepräsentanz ins Unbewusste verdrängt werden könne, »während dem unbewußten Affekt ebendort nur eine Ansatzmöglichkeit, die nicht zur Entfaltung kommen durfte, entspricht« (ebd., S. 277). Er gelangt deshalb zu dem Fazit, dass es »[s]treng genommen [...] keine unbewußten Affekte, wie es unbewußte Vorstellungen gibt« (ebd.), geben könne.

Diese Auffassung Freuds lässt sich immanent aus seiner klinisch abgeleiteten Überzeugung nachvollziehen, dass die Verdrängung nicht auf die gleiche Art und Weise an Affekten ansetzen kann, wie sie an Vorstellungen ansetzt. Doch auch in dieser Hinsicht hat sich die anschließende emotionspsychologische Forschung in eine andere Richtung entwickelt, sodass vor dem Hintergrund einer Interdependenz zwischen Affekten und Vorstellungen nicht nur in der psychoanalytischen Theorie (Krause, 2012), sondern ebenso beispielsweise – wenn auch dort unter einem anderen epistemologischen Zugang – in neurowissenschaftlichen Affektkonzepten (LeDoux, 2006; Panksepp & Biven, 2012) grundlegend davon ausgegangen wird, dass affektive Prozesse größtenteils durch unbewusste Anteile geprägt werden.

Zweite Phase

In seiner zweiten Angsttheorie, die er ab 1926 entwickelte, setzt Freud andere Akzente, indem er das Verhältnis von Angst und Unlust umdreht: Nun zeigt Angst drohende Unlust an (also: unangenehme Affektzustände), sodass etwas dagegen unternommen werden kann. Unter dem Stichwort der »Signalangst« versteht Freud die Hauptfunktion von Affekten nun darin, selbst das Einsetzen von Abwehrmechanismen zu bewirken (Freud, 1926d). Er führt die Annahme aus, »daß sich im Es etwas ereignet, was eine Gefahrsituation fürs Ich aktiviert und es somit bewegt, zur Inhibition das Angstsignal zu geben« (ebd., S. 171). Aversive Affekte sind somit nicht mehr Folge, sondern selbst Anlass für psychodynamische Abwehrprozesse, indem sie infolge intrapsychischer Konflikte eine »Signalangst« hervorrufen.

Zwar wird aus heutiger Sicht durchaus diskutiert, inwiefern eine Vielzahl von Affekten Abwehrvorgänge bewirken kann (vgl. Benecke & Brauner, 2017, S. 125f.; Döll-Hentschker, 2008, S. 447), doch ihre letztendliche Aktivierung ist vermutlich immer angstmotiviert, zum Beispiel durch die Angst vor affektiver Überflutung oder Steuerungslosigkeit. Die hier bei Freud entwickelte Grundidee jedoch, Abwehrvorgänge konflikttheoretisch als Folge emotional unaushaltbarer, bedrohlicher Affekte zu konzeptualisieren, kommt dem heutigen Verständnis der Psychoanalyse (und der psychodynamischen Psychotherapie im Allgemeinen) deutlich näher, auch wenn seine Fokussierung auf aus dem Inneren drängende Kräfte als Auslöser des Angstsignals heute sicherlich um Aspekte sozialer Beziehungen ergänzt werden müsste.

Obwohl Freud in der Theoriebildung den Affekten keinen zentralen Platz einräumt, sprechen seine behandlungstechnischen Ausführungen eine deutlich andere Sprache. Hier geht Freud vielfach und differenziert auf affektbezogene Prozesse als entscheidende Ebene der psychodynamischen Symptombildung ein (vgl. König, 2014, S. 10–43). Bereits in seinen 1895 gemeinsam mit Josef Breuer verfassten *Studien über Hysterie* betont Freud eine bis heute gültige Behandlungsleitlinie: »Nur wenn das Wachrufen der Erinnerung die Wiederbelebung des an deren Ursprung gehefteten Affekts mit sich bringt, kann das Erinnern therapeutisch wirksam sein« (zit. n. Laplanche & Pontalis, 2012, S. 37).

Konkret hebt Freud früh in Verbindung mit der Annahme einer Katharsis im Sinne seines Affekt-Trauma-Modells hervor, dass eine therapeutische Verbesserung erst zu erzielen sei, wenn sie »dem eingeklemmten Affekte derselben den Ablauf durch die Rede gestattet« (Freud, 1895d, S. 97). Zwar hebt Freud in seinem späteren Werk insbesondere die reflexive Einsicht in unbewusste konflikthafte Bedeutungen hervor, doch seine ursprüngliche Behandlungstheorie verdeutlicht die Notwendigkeit eines nicht nur kognitiven, sondern auch affektiv unterlegten Verstehens für den therapeutischen Fortschritt (vgl. König, 2014, S. 18ff.). In seiner berühmten Falldarstellung zum »Rattenmann« formuliert Freud die unter anderem in der *Traumdeutung* (1900a) dargelegte Grundregel der *freien Assoziation* aus, weil erst ein emotionales Erleben der konflikthaft widerstrebenden Affekte von Liebe und Hass in der Übertragungsbeziehung ein Abrücken von der Zwangssymptomatik möglich mache (Freud, 1909d). Damit nimmt Freud (1912a, S. 374), für den die Neurose nur *in presentia*, nicht *in effigie* »erschlagen« werden kann, insgesamt bereits früh die Überzeugung vorweg, dass therapeutische Veränderungsprozesse nur unter Beteiligung emotionalen Erlebens der bearbeiteten Konfliktthemen bewirkt werden können, was inzwischen eine zentrale Erkenntnis der Psychotherapieprozessforschung darstellt (vgl. Benecke & Brauner, 2017, S. 160ff.).

Das Ich als »vor allem ein körperliches«

Bereits Freuds Entwicklungstheorie erschöpft sich nicht allein in motivationalen, triebökonomischen Überlegungen. Seine Bemerkung, das Objekt sei »das variabelste am Trieb« (Freud, 1915c, S. 214ff.), ist weniger zu lesen als eine Abwertung der besonderen Beziehung im Triebgeschehen, sondern im Hinblick auf die Erfahrungsabhängigkeit des Triebobjekts (im Vergleich etwa zu den Triebquellen). Dabei ist entscheidend, dass sich Objektrepräsentanzen auf der Grundlage körperlicher Interaktion bilden.

Entwicklungspsychologisch kann man dabei von Freuds Bemerkung ausgehen, das Ich sei »vor allem ein körperliches« bzw. die »Projektion einer Oberfläche« (1923b, S. 253). Damit ist in Grundzügen ein Modell beschrieben, in dem das Ich bzw. das Selbst, da die psychische Repräsentanz der eigenen Person gemeint ist (vgl. Storck, 2021e), darüber gebildet wird, dass Körpererfahrungen internalisiert werden. Im Wesentlichen heißt das: Es werden Interaktionen mit den Bezugspersonen, die in erster Linie sinnlich und körperlich wahrgenommen werden, internalisiert und im günstigen Fall damit auch sukzessive durch die Erfahrung von Berührung als Kontakt an einer Grenze spürbar, wo Ich aufhört und Du anfängt.

Auf diesem Weg kann im psychischen Erleben und Repräsentieren eine Grundform entstehen, sodass es hier um ein In-Beziehung-Stehen geht, also um einen Wechsel von Berührung und Nicht-Berührung, Stimulierung und Beruhigung und einiges mehr (Storck, 2020c). Das Ich bzw. Selbst als in Beziehung zu einem Anderen ist insofern »vor allem ein körperliches« (in einem zeitlichen »vor allem anderen«), weil die erste psychische Abgrenzung eine leibliche ist, die ja zuallererst ein In-Beziehung-Treten im Erleben ermöglichen kann. Das Ich als von der Umwelt unterschieden und auf diese bezogen ist in den Grundzügen an der Körperkontur orientiert. Herrschen hier in ungünstigen Entwicklungsbedingungen Grenzverletzungen oder Unbezogenheit seitens der Bezugspersonen vor, ist es erschwert, eine Grenze zwischen sich und Anderen zu spüren und zu internalisieren, was Folgen für die Repräsentation des eigenen Körpers und für die Selbstrepräsentanz hat. Genau genommen ist Freuds Formulierung »Das Ich ist vor allem ein körperliches« umzuformulieren zu »Das Selbst ist vor allem ein leibliches«.

Konversion und Somatisierung

Die Überlegungen zur Entwicklung des Ichs und der Selbstrepräsentanz aus früher körperlicher Interaktion haben eine hohe Relevanz für die psychoanalytische Krankheitslehre, in erster Linie im Hinblick auf psychogen mitbedingte, sich somatisch äußernde Symptome (vgl. zum Weiteren auch Storck, 2016a). Freud unterscheidet zwischen Psycho- bzw. Übertragungsneurosen (hier im nosologischen, nicht im behandlungstechnischen Sinn gemeint), zu denen er die Phobie, Zwangsneurose und Hysterie rechnet, und Aktualneurosen (etwa Freud, 1916–17a [1915–17], S. 402ff.), zu denen die Angstneurose, Neurasthenie und Hypochondrie zählen. Während es die Übertragungsneurosen kennzeichnet, dass eine infantil-psychosexuelle, konflikthafte Genese vorliegt und sich vor diesem Hintergrund in der analytischen Behandlung Übertragungsphänomene zeigen, ist dies bei Aktualneurosen – in Freuds Verständnis – nicht der Fall: Hier geht es um eine aktuelle, mit Freuds Worten »sexualtoxische« (1912f, S. 338) Problematik von nicht oder falsch abgeführter Libido, die sich in diffuse angstvolle Erregung, chronische Ermüdungszustände oder Krankheitsangst umsetzt (s.o. zur ersten Angsttheorie).

Freud zufolge gibt es keine konflikthafte Genese im Zusammenhang der frühen Entwicklung – jedenfalls nicht unmittelbar;

einzuräumen ist allerdings, dass die nicht abgeführte Libido im Kontext mit Hemmungen steht, die auch in ihrer Aktualität biografische Vorläufer haben. Daher kann gesagt werden, dass auch bei den von Freud als »Aktualneurosen« bezeichneten Krankheitsbildern Übertragungsprozesse eine zentrale Rolle spielen, nur eben solche anderer Art, das bedeutet, weniger umgrenzt als Wunsch-Abwehr-Konflikte, sondern in Auseinandersetzung mit basaleren Themen von Abgrenzung und Kontakt.

Entscheidend ist dies im Hinblick auf eine Differenzierung zwischen durch Konversion gebildeten oder durch Somatisierung gebildeten Symptomen, zum Beispiel Schmerz oder körperliche Funktionsstörungen. Während bei der Konversion davon ausgegangen wird, dass sich ein psychischer Konflikt körperlich zeigt (»symbolisch« bzw. expressiv) und sich somit im Körpersymptom (Lähmung, Ohnmacht, Beeinträchtigung der primären Sinnesorgane) sowohl dessen Wunsch- als auch dessen Verbotsseite ausdrückt, wird die Somatisierung als etwas gedacht, bei dem im Sinne einer Art Überflutung des Psychischen der Körper zum Austragungsort einer Überwältigung wird (vgl. Hoffmann & Hochapfel, 2009, S. 237). Hier ist das Körpersymptom *Index* (Küchenhoff, 2019) einer Überlastung bzw. davon, dass etwas konflikthaft ist, es sich allerdings nicht symbolisch zeigt, worin genau der Konflikt besteht. Der Körper zeigt nur ein »Zuviel« an – zum Zweck der Darstellung übergehen wir hier Überlegungen zu einer »prägenitalen« Konversion oder zu Mischformen zwischen Somatisierung und Konversion (vgl. Ermann, 2020, S. 287ff.; zum Konzept der Konversion vertiefend Zepf, 2013).

Das lässt sich auch affektlogisch beschreiben: Im durch Somatisierung gebildeten Körpersymptom muss der Körper unregulierbare und unqualifizierte Erregungsgrößen »aushalten«, ohne dass eine psychische Erlebnisperspektive (jenseits der diffusen Belastung oder Funktionseinschränkung) zur Verfügung steht. In gewisser Weise ist das dann eine *Verkürzung* des Affekterlebens, eine Reduktion auf den vegetativen, muskulären oder gestischen Aspekt, ohne dessen erlebnismäßigen oder kommunikativen Aspekt.

Körper und Gefühl bis heute

In der Darstellung der Freud'schen Grundlagen haben sich bereits einige Überlegungen und Argumente hineingemischt, die aus deren Fortführung entstanden sind. Im vorliegenden Abschnitt werden einige weitere skizziert. Dabei orientieren wir uns an fünf Ebenen der Betrachtung von Konzeptionen von Körper und Gefühl: triebtheoretisch, abwehrbezogen, objektbeziehungstheoretisch, relational und interdisziplinär. Damit ist nicht gesagt, dass sich diese Ebenen nicht vermischen oder Autor*innen mit ihren Auffassungen nur einzelne Ebenen berühren, vielmehr soll es um Akzentsetzungen gehen. Am Ende des Kapitels kommen wir zu zwei zusammenfassenden Figuren, indem wir die Bedeutung der Negativität als Zugang zur Psychosomatik und damit auch zu psychosomatischen Erkrankungen herausstellen und die Perspektive der mentalisierten Affektivität und Leiblichkeit unterstreichen.

Die triebtheoretische Ebene

Die Freud'sche Kennzeichnung des Triebes als Grenzbegriff (Freud, 1915c, S. 214) legt den Grundstein für Modelle, in denen Triebhaftes dasjenige ist, auf das mit psychischer Repräsentation geantwortet werden muss. Der Trieb treibt uns ins psychische Erleben in Form von Vorstellungen und Affekten.

Dieser Gedanke ist auch zentral in der Entwicklungstheorie Kleins, allerdings mit etwas anderen Grundannahmen zur Motivation des Psychischen. Sie nimmt an, dass das innere Wirken des Todestriebs, in ihrem Verständnis eine Tendenz zur Destruktivität oder Vernichtung, als Angst erlebt wird (Klein, 1962 [1948], S. 168ff.). Anders ausgedrückt: Diffuse innere Zustände ohne Repräsentation und Regulierung herrschen vor. Sie müssen eine Art der Bebilderung erfahren. Das benennt das Klein'sche Konzept der unbewussten Phantasie (Isaacs, 2016 [1948]), das auf besondere Weise dazwischen changiert, einen Prozess und dessen Resultate zu bezeichnen. Darin ist gefasst, dass jedes Triebgeschehen als unbewusste Phantasie erscheint, und diese wird als »die operative Verbindung zwischen Trieb und Ich-Mechanismus« (ebd., S. 567) verstanden. Diffuse Erregungszustände erfahren dann eine innere Bebilderung (Klein, 1962 [1946]): Auf der Grundlage von Projektionen wird ein erstes psychisches Objekt geschaffen, an das sich die Angst heften kann. Es droht dann statt eines unaushaltbaren und diffusen inneren Zustands die Verfolgung durch ein bedrohliches Objekt. In gewissem Sinn ist aus der Angst eine Furcht geworden bzw. hat sie eine Qualität erlangt.

In weiteren Prozessen, die mit Introjektion und Projektion und natürlich auch mit dem Vermögen der Bezugsperson zu tun haben, Projektionen aufzunehmen und Spannungszustände regulieren helfen zu können, vollzieht sich weitere Entwicklung. Affektbezogen spielen dabei neben der Angst die Möglichkeit »reifer« Trauer, Schuldgefühle und Neid eine Rolle in der Klein'schen Theorie. Dabei ist der Körper zentral, denn es geht bereits von Beginn an um nicht repräsentierte, in Form von Erregung spürbare Zustände.

Freudianisch lässt sich eine Gegenüberstellung von Konversion und Somatisierung begründen. Eine andere Schwerpunktsetzung lässt sich im Anschluss an Felix Deutschs Konzeption eines »Konversionsstroms« (1924) vollziehen. Damit beschreibt er, implizit an Freuds Bemerkung zum Trieb als »psychische Repräsentanz einer kontinuierlich fließenden, innersomatischen Reizquelle« (1905d, S. 67) anknüpfend, einen durchgängig vorhandenen Austauschprozess zwischen Soma und Psyche, in dem letztlich eine Störung oder Symptomatik eher als eine Unterbrechung oder Entgleisung eines allgemeinen Prozesses der Konversion betrachtet werden muss.

Ein solcher Gedanke spielt auch eine wichtige Rolle in der sogenannten Pariser Schule der Psychosomatik, in deren Konzept des operativen Denkens (Marty & de M'Uzan, 1963) ein Modus der Verarbeitung beschrieben wird, in dem das Denken dem Handeln nichts Wesentliches hinzufügt: Beziehungen, Gefühle und Erleben lassen sich bloß als Handlungen beschreiben, es mangelt an affektiver Lebendigkeit, subjektiver Färbung von Erzählungen über

Geschehnisse oder an Fantasie. Michel Fain (1971) beschreibt die zugrunde liegenden Entwicklungsbeeinträchtigungen im Hinblick auf die Hemmung des Autoerotismus in der frühen Entwicklung sowie die (vermeintliche) Ausklammerung des Sexuellen aus der frühen Interaktion. Da hier die Vorstufe des Fantasielebens fehlt, resultiert (relative) Fantasie- und Affektlosigkeit im weiteren Entwicklungsverlauf. In ähnlicher Weise spricht Michel de M'Uzan von Betroffenen als »Sklaven der Quantität« (2014 [1984]), denen es eben an psychischer Repräsentations-, Differenzierungs- und Regulierungsmöglichkeiten fehle. Auch hier wird der Körper zum Ablagerungsort quantitativer Zustände von überwältigender Erregung.

Ein wichtiger Akzent liegt darauf, das Geschehen als eine Form der Unterbrechung eines psychosomatischen, triebhaften Vermittlungsprozesses bzw. einer wechselseitigen Durchdrungenheit zu beschreiben (Karacaoğlan & Lombardi, 2018). Es geht also nicht direkt um einen pathologischen Prozess der Umsetzung ins Körperliche (wie im klassischen Verständnis von Konversion oder Somatisierung), sondern um eine Unterbrechung bzw., um mit den Worten Joyce Mcdougalls (1978, S. 358) zu sprechen, um ein Abgespaltensein vom »Triebgrund«. Ähnlich beschreibt das auch Riccardo Lombardi (zuletzt Lombardi, 2019), der psychosomatische Pathologie darin begründet sieht, dass Leib und Seele voneinander getrennt, dissoziiert bleiben. Auch in neueren Ansätzen der »Pariser Schule« (Smadja, 2001; Aisenstein, 2006) wird eine »Doppelsymptomatik« im Zuge psychosomatischer Störungen, nämlich die affektive Entleertheit – bereits von Pierre Marty (1968) als »essenzielle Depression« beschrieben – und die somatische Desorganisation (etwa Schmerz), auf dieselbe Problematik einer Unterbrechung oder Abtrennung von Psyche und Soma zurückgeführt. Es liegt in dem Sinn eine »Triebpathologie« vor, als das Triebgeschehen gestört ist, keine Vermittlung erfolgt und sowohl Körper- als auch Gefühlsleben belastet sind.

Die abwehrbezogene Ebene

Auf der abwehrbezogenen Ebene sind wiederum zwei Aspekte zu unterscheiden: das Abgewehrte unter der Perspektive des

Affekts und die Abwehrvorgänge unter der Perspektive des Körperlichen.

Implizit spielt affektbezogenes Denken eine zentrale Rolle in der psychoanalytischen Abwehrlehre (Storck, 2021a), ist es doch bereits in Freuds Modell eine Art von Affektökonomie, die die Abwehrmechanismen auf den Plan ruft: Das Lustprinzip beschreibt, dass Abwehr diejenigen psychischen Inhalte und Prozesse betrifft, bei deren Bewusstwerden mehr Unlust als Lust entstehen würde (Freud, 1915d, S. 249). Daher wird eine psychische Umarbeitung erforderlich. Auftretende Unlust besteht in unliebsamen Affekten, vor allem Schuldgefühlen oder Scham. Die Angst spielt dabei eine besondere Rolle, bereits in Bemerkungen Freuds dazu, die Angst sei »das Hauptproblem der Neurose (1926d, S. 175)«. Zumindest in der zweiten Freud'schen Angsttheorie zeigt sie drohende Unlust an, wird somit als Signalangst zur Bedingung angstvermeidenden Handelns und Denkens. Affekte sind also zum einen Teil der Motivation zum Einsatz von Abwehrmechanismen, zum anderen – in Form der Signalangst – eine Art Prüfmaß, ob Abwehr erforderlich ist.

Auf einer weiteren Ebene lässt sich Abwehr im Hinblick auf den Körper betrachten. Im vorangegangenen Kapitel sind wir bereits auf die Unterbrechung der Verbindung zwischen Psyche und Soma im Zusammenhang von Abwehrprozessen eingegangen. Diese Sichtweise stützt sich auf einige klassische Konzeptionen, unter denen beispielsweise Alexander Mitscherlichs »zweiphasige Abwehr« zu nennen ist. Darin geht es darum, dass eine erste, psychoneurotische Abwehrform nicht ausreicht, um Unlust zu vermeiden bzw. einer Überflutung zu entgehen, sodass eine zweite Abwehrform hinzutritt, die etwas »in den Körper« verschiebt (Mitscherlich, 1967, S. 77) bzw. etwas aus dem Bereich der Selbst- und Objektrepräsentanzen in die Repräsentanz des Körpers, und zwar samt aller Folgen für das Erleben des Körpers. Ferner ist das bereits zu Beginn des Buches erwähnte Konzept Max Schurs (1980 [1955]) zu nennen, der eine entwicklungspsychologische Perspektive einnimmt, in der sich psychische Reife über eine zunehmende Desomatisierung bestimmt, also über eine relative Entfernung des Erlebens von seiner körperlichen Grundlage. Im Zuge der psychosomatischen Symptombildung kommt es dann entsprechend zu einer Resomatisierung.

Insbesondere das Modell Schurs weist auf die Frage nach der Reife der Abwehr und der »Körpernähe« psychischen Erlebens und psychischer Prozesse hin. Allerdings ist es durchaus problematisch, psychische Reife über die Entfernung von der Körperlichkeit zu bestimmen, und zwar insbesondere aus der Perspektive einer Affekttheorie. Begreift man Affekte bzw. Emotionen als modular aufgebaut – mit Krause (2012) also als etwas, zu dem unweigerlich eine vegetative oder gestische Komponente gehört –, dann muss ein Affekt immer als ein psychosomatisches Geschehen aufgefasst werden. Auch aus aktuellen Perspektiven der affektiven Neurowissenschaften und der Leibphänomenologie, auf die wir im Folgenden noch ausführlicher eingehen werden, wird dieser leibliche Kern allen affektiven Erlebens und emotionsbezogenen Reflektierens hervorgehoben. Weder kann von einer affektlosen psychischen Reife die Rede sein noch von einem unkörperlichen Affekt.

Was allerdings, beispielsweise im Zuge der bereits erwähnten Somatisierung oder auch als Grundidee in Mitscherlichs zweiphasiger Abwehr, gesagt werden kann, ist, dass es abwehrbedingte Zustände gibt, in denen der Körper die gesamte Bürde einer Überlastung zu tragen hat. Als pathologisch zu betrachten wäre dann allerdings in erster Linie eine Art der Abschottung des Psychischen von Erregung – es wird dann nichts in den Körper verschoben, sondern es muss im Körperlichen *verbleiben*, da psychische Regulierungsmöglichkeiten fehlen. Das wäre die Perspektive einer Art von »Entleiblichung« des Erlebens, eine Psyche-Soma-Verbindung wird gekappt und statt eines Leibes wird nur ein Körper erlebt, der schmerzt, »falsch« funktioniert bzw. insgesamt eine »Werkzeugstörung« (Lang, 2000 [1986], S. 267) aufweist.

Auf die Bedeutung körperbezogener Abwehr im Zusammenhang von Konversion und Somatisierung sind wir bereits eingegangen. Eine weitere Besonderheit in der körperbezogenen Auffassung von Abwehrprozessen betrifft Körperbild bzw. Körperschema (vgl. Küchenhoff & Agarwalla, 2012) und deren Verzerrungen im Rahmen von Essstörungen oder der Körperdysmorphophobie. Mit Günter Reich (2001) kann beispielsweise gesagt werden, dass sich die Psychodynamik der Anorexie dadurch auszeichnet, dass der Körper zum Austragungsort von Autonomiekonflikten wird, während in der Psychodynamik der Bulimie sich »am« Körper

Selbstwertthemen festmachen. In beiden Fällen begründet sich die Symptomatik in Teilen über eine Vermeidung, Affekte in Beziehungen zu erleben.

Auch Abwehrprozesse im Rahmen psychotischer Erkrankungen haben eine körperliche Komponente (vgl. Storck & Stegemann, 2021). Stellt man die Abwehrprozesse der Verwerfung und der Projektion ins Zentrum der Psychodynamik der Psychose, dann lässt sich auch zeigen, wie die Symptombildung dem Zweck dient, Fragmentierungsängste zu bewältigen, die vor dem Hintergrund unsicherer Selbstkohärenz und Selbst-Objekt-Differenzierung entstehen. Diese Fragmentierungsängste äußern sich nicht zuletzt in der Repräsentation des eigenen Körpers, wie unter anderem die Arbeiten Gisela Pankows zeigen (etwa Pankow, 1982).

Die objektbeziehungstheoretische Ebene

Eine psychoanalytische Betrachtungsweise beschränkt sich nicht darauf, motivationale Konflikte als Grundlage psychischer Entwicklung zu beschreiben, sondern bezieht auch repräsentationale ein. Besonders deutlich wird die Verbindung im Klein'schen Konzept der unbewussten Phantasie, welche die Bildung von Repräsentanzen aus der Notwendigkeit, Spannungszustände erträglich zu machen, beschreibt (vgl. Isaacs, 2016 [1948]). Freuds (1923b, S. 253) Bemerkungen zum in seinen Grundformen »körperlichen« Ich bzw. Selbst verweisen auf die enge Verbindung von interpersoneller Erfahrung mit der Repräsentation des Körpers und im Verlauf auch des »psychischen« Selbst.

In verschiedenen Ansätzen wird für die frühe Entwicklung beschrieben, dass zunächst das körperliche Verbundensein erlebt wird. Wenn etwa Donald Winnicott (1960, S. 587) formuliert, so etwas wie das Baby gebe es nicht (das heißt im subjektiven Erleben als etwas von der frühen Bezugsperson Getrenntes), Judith Kestenberg (1971, S. 76) von Organ-Objekt-Einheiten spricht, Piera Aulagnier (2001 [1975], S. 22ff.) Zone-Objekt-Komplemente konzipiert oder Wilfred Bion (1963, S. 53) in seinen Überlegungen zu Präkonzeptionen und Realisierung beschreibt, wie »Brust-im-Mund« eine Art von Erwartung bestätigt, dann ist jeweils akzentuiert, dass frühe psychische Zustände im Erleben einer Verbindung bestehen. Das wiederum kann nur entwicklungsförderlich sein und Selbst-Objekt-Differenzierung auf den Weg zu bringen helfen, wenn es »flankiert« ist von Erfahrungen relativer Getrenntheit oder Abwesenheit. Wenn mit Bion gesagt wird: »Mit der Brust im Mund gibt es kein Denken«, dann ist pointiert darauf hingewiesen, dass die Ebene psychischer Vorstellungen und Repräsentanzen nicht zuletzt nötig wird, um Bedingungen in der Interaktion mit der Umwelt wiederzufinden oder herzustellen, die mit positiven Affekten verbunden sind.

Um aus einem diffusen Erleben von Verbundenheit hin zu einer psychischen Repräsentation des eigenen In-Beziehung-Stehens zu einem Anderen zu gelangen, bedarf es eines Wechselspiels aus Berührung und Nicht-Berührung, Anwesenheit und Abwesenheit im Kontext von haltenden »Grenzerfahrungen« unter der triangulierenden Vermittlung der Zweier-Beziehung zu einem Dritten (vgl. Storck, 2020c). So wird es möglich, in relativer, passager Trennung in einer anderen Beziehung eine Alternative zu finden, was wiederum die Grundlage für das Erleben von Beziehungen ist, für eine gelingende Nähe-Distanz-Regulierung, weil dann nämlich Unterschiedenheit und Getrenntheit nicht bedeuten, einsam und isoliert zu sein, sondern sich in einem Geflecht von Beziehungen zu bewegen.

In der Auseinandersetzung mit der Figur einer Unterbrechung zwischen Psyche und Soma oder der Abtrennung beider voneinander ist deutlich geworden, in welcher Weise das leibliche Erleben beeinträchtigt sein kann. Im Ansatz Armando Ferraris (2004) wird ein axiales Modell entworfen, welches das erlebnismäßige Verhältnis zwischen Psyche und Soma in Relation zum Verhältnis zwischen Individuum und Umwelt beschreibt. Entwicklungsaufgaben bestehen darin, Abgrenzung und Bezogenheit zwischen Selbst und Nicht-Selbst zu realisieren (und so in vertiefte Beziehungen eintreten und sich aus diesen lösen zu können), sowie darin, eine psychosomatische Erlebnisweise des Durchdrungenseins von Geistigem und Leiblichem aufrechtzuerhalten.

Ferraris Konzept erlaubt es, das scheinbare Paradox in der Psychodynamik psychosomatischer Erkrankungen aufzuklären: Zum einen kommt es darin zu einer Unterbrechung von Verbindung (zwischen Psyche und Soma), zum anderen zu einer Verschmelzung (zwischen Selbst- und Objektrepräsentanz). Das axiale Modell zeigt, dass beides sich auf dieselben Entwicklungsbelastungen zurückführen lässt, auf eine nicht gut gelingende Trennung zwischen Selbst und Umwelt, die zugleich dazu führt, dass der eigene Körper wie ein physisches, in erster Linie »kaputtes« Ding erlebt wird und dass das Erleben des eigenen Körpers und das Erleben anderer Personen einander überlagern. Der Andere wird beispielsweise erlebt wie ein krankes, aber für das Überleben notwendiges Organ. Es spannt sich kein offener Erlebnisraum (in Ferraris Modell: in seiner Dreidimensionalität aus Psyche-Soma im Verhältnis zu Individuum-Umwelt) auf, sondern etwas schrumpft eindimensional zusammen. Zwischen Körper, Selbst und Anderem kommt es zu Verschmelzungsphänomenen.

Dies verweist außerdem auf eine weitere Ebene der Psychodynamik von Objektbeziehungen unter leiblicher Perspektive, nämlich auf die Negativität. Insbesondere im Anschluss an die Arbeiten Joachim Küchenhoffs (2019) kann dafür argumentiert werden, psychosomatische Symptombildung als dysfunktionalen Versuch einer Abgrenzung aufzufassen. Was klinisch als Zurückweisung von Beziehung oder Bedeutung imponiert (und nicht zuletzt als Zurückweisung affektiver, relationaler Relevanz), kann das letzte Mittel sein, eine Grenze zu ziehen, die das psychosomatische Selbst vor Entdifferenzierung schützt. Paradoxerweise ist dann ein Negativismus Ausdruck einer »Verneinungsunmöglichkeit« (Storck, 2016a, S. 138ff.), also der Unmöglichkeit, psychisch abgrenzend »Nein« zu sagen (Küchenhoff, 2013 [2010]), als eine Form der Abgrenzung oder auch Selbst-Objekt-Differenzierung, die erst die Grundlage dafür wäre, in eine vertiefte, affektiv lebendige Beziehung zu Anderen einzutreten.

Die relationale Ebene

Selbstverständlich ist eine objektbeziehungstheoretische Perspektive immer auch relational, das heißt: kein bloßes Geschehen auf der Ebene des Erlebens von und Fantasierens über innere Objekte, sondern in ihren Grundlagen und Vollzügen auf Interaktion bezogen (Storck, 2019). Trotzdem wollen wir gesondert eine relationale Betrachtungsebene auf Körper und Gefühl herausstellen. Dabei soll »relational« nicht im Besonderen auf die relationale Psychoanalyse als Schulrichtung bezogen bleiben, sondern in allgemeiner Weise Interaktionsprozesse akzentuieren.

In psychoanalytischen Entwicklungstheorien werden in unterschiedlicher Weise (frühe) körper- und affektbezogene Austauschprozesse beschrieben, zumindest implizit beruht bereits Freuds (1905d) Theorie der psychosexuellen Entwicklung darauf. Genauer expliziert werden relationale Austauschprozesse in ihrer Wirkung auf die Bildung der psychischen Repräsentanzwelt beispielsweise in Alfred Lorenzers (1972) Theorie der Interaktionsformen, die er als materialistische Sozialisationstheorie versteht, was neben dem Einbezug einer entwicklungsmäßigen konflikthaften Vergesellschaftung des Individuums auch bedeutet, die körperliche Ebene ins Zentrum zu setzen. Vor dem hier fokussierten Hintergrund ist seine Theorie besonders deshalb interessant, weil sie zu einem psycho-logischen Verstehen (in Abgrenzung zum rein logischen Verstehen) der sich in Übertragungsprozessen ausdrückenden Beziehungsmuster auffordert, die sich szenisch nicht zuletzt durch die per Tonfall und Körperhaltung mitgeteilte emotionale Stimmung darstellen (vgl. König, 2014, S. 99ff.). Auch ist für eine Untersuchung des Körpergefühls die grundlegende Forderung Lorenzers (2002) instruktiv, in der psychoanalytischen Theoriebildung – ganz im Sinne der versuchten Anknüpfung der Psychoanalyse an die Biologie durch Freud – neurowissenschaftliche Studien zur leiblich-affektiven Dimension der Subjektivität zu berücksichtigen (siehe das anschließende Kapitel).

Aspekte einer affektiv-leiblich verstandenen Interpersonalität stehen auch in der Theorie Hans Loewalds im Zentrum. In seinem Versuch, den relationalen Gehalt der von Freud triebtheoretisch gefassten Konzepte auszuformulieren, übernimmt er in seiner Entwicklungstheorie die grundlegende Unterscheidung einer primär- und einer sekundärprozesshaften Ebene. Im Anschluss an Freuds Formulierung eines »ozeanischen Gefühls«, das bei jenem jedoch unterbestimmt geblieben ist (Whitebook, 2018, S. 412–418), hebt Loewald insbesondere die Bedeutung der frühen, undifferenzierten Schichten der psychischen Struktur hervor, die sich seiner Konzeption nach infolge der körperlich vermittelten Kommunikationsprozesse mit den primären Bezugspersonen und somit grundlegend körperlich-intersubjektiv bilden. Dies führt ihn zu der Überzeugung, dass sich Versprachlichung, entwicklungstheoretisch betrachtet, nur sekundär in verbalen Bezeichnungen ausdrückt, aber primär vor allem von einem nonverbalen Austausch mit den Bezugspersonen bestimmt ist, in dem Unterschiede in Rhythmus, Betonung und Phonetik entscheidend sind.

Diese interpersonal vermittelte Leiberfahrung im Sinne einer »uranfänglichen Dichte« (Loewald, 1977, vgl. Mitchell, 2003, Kapitel 2) zwischen Körper, Affekt und Beziehung ist nicht nur die entwicklungsgeschichtlich früheste Erlebensform, sondern bleibt auch nach dem expliziten Spracherwerb bestehen und muss mit der inhaltlichen Bedeutung in der Kommunikation in Einklang gebracht werden. Für Loewald (1971) stellen Bewusstsein und Unbewusstes somit nicht zwei unterscheidbare psychische Systeme dar, sondern die bewusste Erfahrung geht aus triebhaften und damit leiblichen Impulsen, die sich relational in der Interaktion mit primären Bezugspersonen bilden, unmittelbar hervor; ähnlich wendet Ronald Fairbairn (2007 [1944]) Freuds Grundannahmen dahingehend um, von der Libido als objektsuchend zu sprechen.

Loewalds Theorie einer relational-leiblichen Bildung primärprozesshaften Erlebens in frühen Interaktionserfahrungen ist anschließend durch die empirischen Erkenntnisse der Säuglings- und Kleinkindforschung fundiert worden, wo beispielsweise die Angleichung des physiologischen Arousals, dem Erspüren des Gefühlszustands der Bezugsperson mittels verkörperlichter Simulation oder der Koordination der stimmlichen Rhythmen relational-leibliche Prozesse untersucht worden sind (vgl. Beebe et al., 2019). Bereits Daniel Stern (1992) zeigt in seiner detaillierten Beobachtung der wechselseitigen Dynamik zwischen Bezugsperson und Kleinkind, dass sich die frühesten Formen des Selbstempfindens, definiert als ein »einfaches (nicht selbst-reflexives) Gewahrsein« (ebd., S. 20), aus den leiblich-affektiven Erfahrungen in der Relationalität ableiten lassen.

Die Bildung einer grundlegenden Struktur des Kernselbst geht aus der Art und Weise hervor, wie im ersten Lebensjahr die Affektabstimmung auf die vom Säugling ausgedrückten Impulse gelingt. Entscheidend ist dabei nicht allein das mimische Spiegeln von kategorial abgrenzbaren Primäraffekten, sondern vor allem der transmodale Prozess des Aufnehmens und Verarbeitens von »Vitalitätsaffekten«, worunter Stern die ganzheitliche Dynamik des Emotionserlebens versteht (also etwa »aufwallend«, »flüchtig« oder »explosionsartig«; ebd., S. 83).

Hinsichtlich der relationalen Resonanz auf solche Vitalitätsaffekte ist entscheidend, dass Bezugspersonen insbesondere den Rhythmus und die Tonalität der kindlichen Affektausdrücke wahrnehmen und umwandeln können, um ein gemeinsames zwischenleibliches Einschwingen und damit emotionale Regulation zu ermöglichen. Während auf Basis seiner Forschungsergebnisse Stern (im Gegensatz zu Loewald) davon ausgeht, dass bereits in den ersten Lebensmonaten ein empfundenes Gewahrsein für die Urheberschaft, Kohärenz und Kontinuität eines als abgegrenzt wahrgenommenen Selbst existiert, kann dieses sich zu einem rudimentären Kernselbst erst dadurch entwickeln, dass intersubjektive Bezogenheitsmomente durch Prozesse gemeinsam geteilter Aufmerksamkeit, Intentionalität und Affektivität psychisch repräsentiert werden. Auch für Stern (darin wiederum parallel zu Loewalds Entwicklungstheorie) ist dabei zentral, dass die Verinnerlichung dieser relational vermittelten leiblich-affektiven Kommunikationsprozesse, von ihm als »präverbales Selbstempfinden« zusammengefasst, ab dem zweiten Lebensjahr in die Bildung eines sprachlichen und narrativen Selbst übergeht.

Die »Boston Change Process Study Group« um Stern hat das Konzept des »impliziten Beziehungswissens« geprägt, um die mittels Affektabstimmung von Vitalitätsaffekten stark interaktiv und dynamisch geprägte Verinnerlichung früher Beziehungserfahrungen zu betonen, die als Grundlegung innerer Objektrepräsentanzen stärker mit einer prozeduralen und damit körpernahen »Speicherung« verknüpft ist (Stern & BCPSG, 2012). Die langfristige Beeinflussung von Abwehrvorgängen und regulativen Prozessen durch implizite Beziehungsmuster, also durch die permanente Re- und Neukonstruktion von frühkindlichen leiblich-affektiven Interaktionserfahrungen, lässt sich konzeptuell auch als »prozedural-dynamische Regulierungsprozesse« beschreiben (vgl. Benecke & Brauner, 2017, S. 186ff.). Mit dieser Ausrichtung geht in der psychoanalytischen Theoriebildung insgesamt eine Entwicklung einher, die das Konzept des dynamischen Unbewussten um nicht verdrängte Anteile erweitert hat, die in Form von sensomotorischen Koordinationen repräsentiert sind und langfristig die Selbstregulation und emotionale Beziehungsgestaltung präfigurieren (Bohleber, 2013; Gödde, 2018). Anstelle der »klassischen« Verdrängungen sind diesbezüglich eher implizite Vermeidungsschemata entscheidend, die auf inkorporierte Bedrohungserfahrungen in frühen Beziehungen zurückgehen und sich in späteren Interaktionen in Form von wiederkehrenden »Leerstellen« oder Tabuzonen äußern (T. Fuchs, 2019). Wenn in der Therapie beispielsweise Beziehungsthemen, deren Ansprechen aufgrund einer Unterstellung der eigenen Unzulänglichkeit in den Augen des Gegenübers eine unaushaltbare Scham auslösen würde, mittels sozial-erwünschtem Lächeln oder kokettierendem Charme überdeckt werden, werden solche Leerstellen oder Tabuzonen gerade durch ihre Unsichtbarkeit mit der Zeit sichtbar, weshalb sie erst im Laufe des therapeutischen Prozesses behutsam erkannt und aufgedeckt werden können.

Aus einer Perspektive, die den Fokus auf das implizite Beziehungswissen und Vitalitätsaffekte richtet, lassen sich Implikationen für die Behandlungspraxis ableiten (Stern & BCPSG, 2012, Kapitel 8). Grundlegend sollte im therapeutischen Prozess den Bemühungen, durch Deutung, Klärung oder Konfrontation die expliziten Bedeutungen in den Narrationen der Patientin zu erschließen, eine Perspektive zur Seite gestellt werden, die stärker auf die »lokale Ebene« der nonverbalen Mikroprozesse zwischen Patientin und Therapeutin fokussiert. Insbesondere aus implizit wahrnehmbaren Änderungen von körperbezogenen Prozessen, die einen Wechsel der vorherrschenden Vitalitätsaffekte anzeigen (bspw. plötzlicher Rhythmuswechsel des Atems oder eher langsames Einsetzen von selbstberuhigend-kreisenden Bewegungen mit der Handfläche), lässt sich der Grad der »Ungenauigkeit« der affektiven Abstimmung im Hier und Jetzt der therapeutischen Beziehung ablesen. Gerade die Wahrnehmung solcher feinen Unterschiede auf der Prozessebene der Zwischenleiblichkeit schafft die Grundlage dafür, die »gefühlten Bedeutungen« hinter den expliziten Beziehungsthemen nachzuvollziehen und darauf abgestimmt »zum richtigen Zeitpunkt das Richtige zu sagen«. Auch können dadurch subtile Brüche in der therapeutischen Beziehung (sogenannte *ruptures*) erspürt werden, deren Bearbeitung *(repair)* die Voraussetzung für langfristigen therapeutischen Fortschritt darstellt (Eubanks et al., 2018).

Die interdisziplinäre Ebene

Einige der im Abschnitt zur relationalen Ebene erwähnten Konzeptionen sind bereits deutlich interdisziplinär ausgerichtet gewesen im Einbezug von Kognitionswissenschaften, Säuglingsforschung oder allgemeiner Entwicklungs- und Emotionspsychologie. Es existieren einige weitere Perspektiven aus den Schnittstellen zwischen Psychoanalyse und anderen Wissenschaften, besonders solche, die sich explizit mit der Integration von leiblichen und emotionalen Prozessen auseinandersetzen. Ein interdisziplinärer Blick kann zu einer fruchtbaren Überprüfung (und damit möglicherweise Fundierung, eventuell aber auch Korrektur) der eigenen Modellannahmen und Konzeptbildungen beitragen.

Interdisziplinäre Betrachtungsweisen bewegen sich unweigerlich in einem Spannungsfeld. Die Erkenntnisse und methodischen Perspektiven unterschiedlicher Wissenschaften zusammenzubringen ist zum einen mit dem Versprechen verbunden, über die Einzelzugänge herausreichende Befunde zu entwickeln und so beispielsweise das Wissen über den Menschen in psychologischer, biologischer, sozialer und anderer Betrachtung zu erweitern. Zum anderen sieht sich die Interdisziplinarität mit der Herausforderung konfrontiert, ihre Erkenntnisse nicht schlicht ineinander übersetzen zu können, aber auch nicht schlicht addieren zu wollen. Wir können an dieser Stelle die damit verbundenen erkenntnistheoretischen Aufgaben nicht bewältigen, sodass etwa Betrachtungen der Psychoanalyse und der Affektiven Neurowissenschaften in ihren allgemeinen potenziellen Bezugnahmen dargestellt werden, weitgehend ohne metatheoretische Vermittlung. Ferner meint »Interdisziplinarität« nicht nur die Bezüge zwischen Psychoanalyse und Neurobiologie, sondern ebenso die Bezüge zu Philosophie oder Gesellschaftswissenschaften, auch wenn diese im vorliegenden Abschnitt nicht ins Zentrum gerückt werden.

Mit der Begründung der Affektiven Neurowissenschaften geht auch in der neurobiologischen Forschung eine zunehmende Ausrichtung auf emotionsbezogen-körperliche Prozesse einher (vgl.

Benecke & Brauner, 2017, S. 34–41). Für diesen Bewusstseinswandel ist insbesondere Antonio Damasios (1994) *Theorie der somatischen Marker* entscheidend, mit der die Abhängigkeit aller höheren bewussten Prozesse, die von der Kognitiven Neurowissenschaft schwerpunktmäßig in Zusammenhang mit kortikalen Hirnnetzwerken gebracht worden waren, von der Repräsentation homöostatischer Hintergrundprozesse im Körperinneren gezeigt wurde, was grundlegend mit Funktionen des oberen Hirnstamms zusammenhängt. Damasio zielt damit auf einen Perspektivenwechsel in der Bewusstseinsforschung ab, weg von einem cartesianischen Verständnis und hin zu einem stärker an Spinoza orientierten Modell (Damasio, 2005). Erkenntnistheoretisch bedeutet diese Orientierung an Spinoza, dass von einer parallelen Entsprechung zwischen körperlichen Prozessen und mentalen Funktionen ausgegangen wird. So ist für die zentrale Bedeutung, die eine Repräsentation von innerlich-affektiven Homöostase-Prozessen für die Formung der Psyche insgesamt einnimmt, beispielsweise die Aktivität des Hirnstamms nicht als kausale Bedingung der psychischen Prozesse zu beurteilen, sondern eher als grundlegende Parallelität in körperlicher Hinsicht.

Damasios Theorie zufolge fußt Bewusstsein somit auf einem durchgehenden Strom von »Hintergrundgefühlen«, die körperliche Prozesse zur Herstellung des homöostatischen Gleichgewichts ausdrücken und das Fundament des Selbst (das sogenannte Proto-Selbst) bilden. Für Damasio sind damit alle höheren Formen der bewussten Wahrnehmung, wie beispielsweise die Verarbeitung von Reizen äußerer Objekte (Kern-Selbst) oder die langfristige Bildung einer Identität (autobiografisches Selbst), nur sekundär gegenüber einem leiblich-affektiven (und wesentlich subkortikal gesteuerten) Erleben der eigenen Subjektivität (vgl. Damasio, 2011, Kapitel 8).

Ebenfalls für die psychoanalytische Theoriebildung instruktiv war der Paradigmenwechsel innerhalb der *Cognitive Science*, der sich als »Revolution des Embodiment« beispielsweise mit Studien zum Denken in verkörperlichten Metaphern vor gut 20 Jahren ankündigte (Lakoff & Johnson, 1999; siehe auch Leuzinger-Bohleber & Pfeifer, 2013). Das Konzept des Embodiments wiederum weist enge Verknüpfungen zur Leibphänomenologie auf, etwa zur oben beschriebenen Idee einer »Zwischenleiblichkeit« bei Merleau-Ponty (vgl. T. Fuchs et al., 2010).

Während zuvor die Ausübung kognitiver Funktionen wie Gedächtnis, Problemlösung oder Lernen grundlegend als Abrufung von im Langzeitspeicher abgelegten Informationen verstanden wurde, konnte mit dem Paradigmenwechsel gezeigt werden, dass Erinnerung immer mit einer Adaption des Gesamtorganismus an seine Umwelt zusammenhängt, also »auf *sensomotorisch-affektiven* Koordinationsprozessen und damit in Zusammenhang stehenden automatischen, sich ständig adaptierenden Rekategorisierungsprozessen beruht« (Leuzinger-Bohleber & Pfeifer, 2013, S. 155; Hervorh. d. A.). Kurz gesagt: Die langfristige »Speicherung« und der Abruf von Informationen hängt somit wesentlich von der durchgehenden Beeinflussung durch Körpergefühle ab.

Daraus lassen sich für die psychoanalytische Theoriebildung und Behandlungstechnik zwei zentrale Implikationen ableiten:

1. In der Theorie sollten »Erinnerungen« an früheste Interaktionserfahrungen nicht als historisch wahre 1:1-Rekonstruktionen aufgefasst werden, sondern es ist zu beachten, dass »embodied memories« nicht statisch gespeichert und abgerufen werden, sondern stets dynamisch im Hier und Jetzt vom verkörperlichten Geist neu konstruiert werden (vgl. Billhardt & Storck, 2021).
2. Daraus resultiert für die Behandlungstechnik die Schlussfolgerung, dass nicht im Sinne eines (falsch verstandenen) »Bewusstmachens des Unbewussten« Erinnerungen an frühkindliche Beziehungserfahrungen schematisch aufgedeckt werden können, sondern ihre leiblich-affektive (Re-)Inszenierung im Hier und Jetzt wahrgenommen und interpretiert werden muss. Hierfür ist eine differenzierte Integration von vertikalen und horizontalen Aspekten des Unbewussten (Gödde & Buchholz, 2011) nötig, die von Therapeut*innen in ihren Reflexionsprozessen eine Offenheit »für das spontane, ›theoriefreie‹ Auftauchen von innovativen, kreativen Einfällen« und eine Sensibilität »für die eigenen, feinsten (›embodied‹) Körperreaktionen« (Leuzinger-Bohleber, 2014, S. 944) erfordert.

Wir werden auf diesen Aspekt in unseren Ausführungen zur mentalisierten Affektivität und Leiblichkeit zurückkommen.

Perspektive I: Negativität als Zugang zur Psychosomatik

Im Kapitel zur objekttheoretischen Ebene haben wir den konzeptuellen Gedanken vorgestellt, psychosomatische Symptome als eine Form der Grenzsetzung durch die Zurückweisung von (affektiver) Bedeutung und Beziehung zu betrachten. Dort haben wir dafür plädiert, eine belastete psychische Entwicklung auch als etwas zu verstehen, was eine »Verneinungsunmöglichkeit« nach sich zieht. Das soll hier genauer ausgeführt werden.

Psychische Entwicklung im Rahmen früher Beziehungen bedeutet auch, mit relativer, passagerer Abwesenheit der Bezugsperson konfrontiert zu sein (vgl. Storck, 2019, S. 59ff.). Diese ist nicht unterbrechungslos in der Wahrnehmung präsent, es ergeben sich Phänomene der Negation, also die Erfahrung, dass etwas fehlt. Psychoanalytisch betrachtet, ist das ein entscheidender Faktor in der individuellen Entwicklung: Erst durch das Fehlen von etwas wird repräsentierbar, dass es zuvor präsent und mit positiven Gefühlen verbunden war. Abwesenheit (in der Wahrnehmung) oder Trennung bringen dabei die Aufgabe zu psychischer Repräsentation in Gang: Die Abwesenheit in der Wahrnehmung wird durch eine Anwesenheit in der Vorstellung ersetzt (und im Weiteren können beide Ebenen einander ergänzen), Präsentation kann durch Repräsentation erweitert werden. Anders gesagt: Ich kann das Abwesende in meiner Erlebniswelt anwesend machen. Das lässt sich als eine Art doppelte Negation beschreiben: Die Negation auf der Ebene der Wahrnehmung wird psychisch wiederum negiert: Die Bezugsperson ist *nicht* nicht da, wenn man sie sich vorstellen kann. Kann jemand nicht auf diese Weise psychisch Nein sagen, bleibt ein Druck nach wahrnehmungsmäßiger Anwesenheit des Anderen bestehen und Trennung wird unerträglich, denn es bedeutet im Erleben die Zerstörung von Beziehung.

Psychische Repräsentation bedarf dabei einer Art von Verneinung auf der Ebene der Interaktionserfahrung. Vielmehr geht es zum einen um die Anerkennung dessen, dass Bedürfnis und Befriedigung gar nicht zeitlich in eins fallen können, und zum anderen darum, dass das Wechselspiel aus Anwesenheit und Abwesenheit es erst ermöglicht, etwas aus den Interaktionen Stammendes zu internalisieren. Erfahrungen von Grenze oder Begrenzung, von Trennung, von Unterschiedenheit oder Differenz liefern die Grundlage für das Erleben von Bezogenheit und Verbindung – beides dann als etwas, bei dem jemand sich als mit jemandem verbunden erleben kann, statt dass eine diffuse Ungetrenntheit die Möglichkeit auf Regulierung, Integration und Differenzierung verstellt.

Wenn man also darüber nachdenkt, was psychisch nötig ist, um Ambivalenzen im Affekterleben tolerieren zu können, Affektzustände regulieren zu können und zudem Affekt und Ratio oder Geistiges und Körperliches in Verbindung zu bringen, dann kann in einem ersten Schritt der Zusammenfassung gesagt werden, dass es dazu neben der Erfahrung von Resonanz auch der Differenzerfahrung mit einem Anderen bedarf.

Perspektive II: Mentalisierte Affektivität und Leiblichkeit

Das Konzept des Mentalisierens lässt sich als ein prägendes Kernkonzept der zeitgenössischen Psychoanalyse bezeichnen, wobei häufig auf die Konzeptualisierung der Arbeitsgruppe um Peter Fonagy und Mary Target verwiesen wird. In dieser Konzeption wird Mentalisieren definiert als reflexive Integration von affektiv-impliziten und kognitiv-expliziten Fähigkeiten, mit denen sich Verhaltensweisen von einem selbst und Anderen auf Grundlage mentaler Prozesse verstehen lassen (Fonagy et al., 2010 [2004]). Die entwicklungsgeschichtliche Ausbildung von Mentalisierungsfähigkeiten wird vornehmlich in Verbindung mit der Frage gebracht, inwieweit die markierte Affektspiegelung im Rahmen sicherer Bindungsbeziehungen gelingt, woraufhin ein stabiles Bewusstsein für eigene innere Zustände und die Anderer (»Theory of Mind«) entsteht (vgl. Taubner, 2015). Als besondere Form der Affektregulierung wird ein mentaler Prozess angesehen, in dem während der Aufrechterhaltung eines erlebten Affekts gleichzeitig über diesen reflektiert wird (»mentalisierte Affektivität«), wofür drei konkrete Schritte erforderlich sind, und zwar

1. eine Identifikation des affektiven Erlebens mittels Benennung der Basisemotion und Einordnung in die eigene Lebensgeschichte,

2. die Regulation des affektiven Erlebens hinsichtlich Dauer und Intensität sowie
3. der Ausdruck des affektiven Erlebens in der Kommunikation nach außen in die soziale Umwelt oder nach innen im intrapsychischen Vorstellungsraum. Im Kern muss hierfür eine Integration von Affektregulation und Selbstreflexion angeregt werden, sodass zwar eine reflexive Distanz zu den aktivierten Affekten geschaffen wird, aber dennoch die Verbindung zum emotionalen Erleben aufrechterhalten werden kann (vgl. ebd., S. 58ff.).

Gegenüber dieser Grundauffassung ist kritisch eingewendet worden, dass mit der Ausrichtung der Mentalisierungstheorie auf reflexive Fähigkeiten der grundlegend affektiv-leibliche Fokus, den die Psychoanalyse seit Freuds triebtheoretischer Begründung ausgemacht hatte, zu wenig berücksichtigt werde (etwa T. Fuchs, 2018; Køster, 2017). Aus einer solchen würdigend-kritischen Perspektive ist daran erinnert worden, dass neben dieser »Londoner Mentalization« bereits in den 1950er und 1960er Jahren von der »Pariser Schule der Psychosomatik« um Pierre Marty der Mentalisierungsbegriff auf eine Art und Weise ausgearbeitet worden ist, die seine affektiv-leibliche Fundierung stärker hervorhebt (vgl. Jurist, 2018, S. 84–90; Schultz-Venrath, 2013, S. 76ff.; Storck, 2021d). In ihrer Erklärung der Somatisierungsstörungen werden von Marty und Kollegen zwar Mentalisierungsdefizite vergleichbar zur Londoner Arbeitsgruppe ebenfalls mit einer Unfähigkeit zur Symbolisierung gleichgesetzt, doch werden als Begründung hierfür weniger reflexive Einschränkungen oder kognitive Defizite einer Theory of Mind herangezogen, sondern eine grundlegende Entleertheit des Psychischen von subjektiver, affektiv-leiblicher Bedeutung (Marty et al., 1979, S. 905f.).

Die »Pariser Mentalisation« lässt sich deshalb zusammenfassen als »allgemeine Klasse psychischer Operationen, einschließlich Repräsentation und Symbolisierung […], die spezifisch zu einer Transformation und Elaboration von Trieb-Affekt-Erfahrungen in zunehmend organisierte psychische Phänomene und Strukturen führt« (Lecours & Bouchard, 1997, S. 857f.; Übersetz. d. A.). In diesem Sinne wird eine unzureichende Mentalisierungsfähigkeit in der Pariser Schule als »Nicht-Repräsentativität« beschrieben, durch die eine Verarmung der intrapsychischen Fantasie und Imagination infolge einer Abtrennung von affektiv-leiblichen Prozessen eintritt (Fain, 1971). In einer aktuellen kritischen Auseinandersetzung mit dem Modell von Marty und Kollegen (1979) wird insbesondere die Bedeutung relationaler Aspekte stärker hervorgehoben. Demzufolge ist das Gelingen von Mentalisierungsprozessen im Sinne einer Repräsentation triebhaft-leiblicher Impulse insbesondere davon abhängig, ob intrapsychische Verbindungen zu Objektrepräsentanzen von Interaktionserfahrungen aufgebaut werden können, in denen eine Beruhigung dieser körpernahen Impulse stattfand.

Für unsere Auseinandersetzung hier ist interessant, dass in der Pariser Tradition des Mentalisierungskonzepts leiblich-affektive Aspekte, also Körpergefühle, in den Mittelpunkt rücken. Auch wenn dem Londoner Mentalisierungsansatz zunächst gelegentlich der starke kognitive Fokus auf das, was in anderen Ansätzen »Symbolisierung« genannt wird, vorgehalten wurde, zeigen sich doch auch hier sowohl das Affektive als auch das Körperliche. Bereits Fonagy und Target gehen davon aus, dass die anfängliche Aufmerksamkeit des Säuglings auf kontingente Bewegungen »der Notwendigkeit geschuldet ist, eine primäre Repräsentation des Körperselbst aufzubauen« (Fonagy & Target, 2011, S. 214). Auch bei der daraus hervorgehenden Affektspiegelung kommt nicht zuletzt Körperliches ins Spiel, da sie zuallererst über die Mimik (aber auch über die Stimme) vermittelt wird und auf der Grundlage elterlicher Feinfühligkeit beruht. Nicht von ungefähr ist dies auch als »soziales Biofeedback« bezeichnet worden. In einer anderen Terminologie ausgedrückt: Zuallererst zwischenleibliche Erfahrungen sind es, die Mentalisierungsfunktion und mentalisierte Affektivität auszubilden helfen (vgl. Downing, 2006).

Darauf aufbauend wird inzwischen auch im Rahmen der »Londoner Mentalization« die produktive Dimension von leiblich-affektiver Subjektivität als Voraussetzung für höhere Mentalisierungsfähigkeiten herausgearbeitet (Fonagy et al., 2019). Als entscheidend für diesen Perspektivenwechsel werden von Fonagy und Kolleg*innen (ebd., S. 2f.) Forschungen unter dem Leitbegriff »Embodied Mentalization« hervorgehoben, einerseits klinisch-psychologische Untersuchungen zu Zusammenhängen von verkörperlichtem Mentalisieren mit Psychopathologien und andererseits zu neurowissenschaftlich und psychoanalytisch ausgerichteten Studien zur mentalisierenden Interozeption von Körperprozessen.

In verschiedenen Studien zeigte sich, dass eine Beeinträchtigung der Fähigkeit, körperliche Impulse und Sinneseindrücke mentalisierend wahrzunehmen und zu reflektieren, mit psychopathologischen Phänomenen zusammenhängt, beispielsweise mit dem Auftreten funktioneller somatischer Syndrome (vgl. Luyten et al., 2012, S. 128ff.) oder schwerer depressiver Episoden (vgl. Luyten et al., 2013, S. 274).

Ätiologisch erfüllt eine eingeschränkte Fähigkeit zum verkörperlichten Mentalisieren insbesondere eine moderierende Funktion für den Einfluss von frühen Bindungsdefiziten auf das psychotische Kontinuum (vgl. Debbané et al., 2016): Demnach lässt sich die Ausbildung psychotischer Symptomatik teilweise darauf zurückführen, dass bei Mentalisierungsprozessen nur unzureichend eine Balance ausgebildet wird zwischen der Sicherheit durch sensorisch-affektives Erleben und durch kognitiv-imaginative Vorstellungen. Dies führt dazu, dass einerseits sensorisch-affektive Körperinformationen nicht reguliert, also als überreal erlebt werden und dass andererseits kognitive Imaginationen dis-embodied, also von sensorisch-affektiven Prozessen abgetrennt werden, was beides zu einem Auftreten von psychotischen Symptomen wie Halluzinationen oder Wahnerleben (etwa beschrieben als »aberrant salience«, also als irrige Übersättigung bestimmter Überzeugungen und Erwartungen) beitragen kann.

Wissenschaftlich ausformuliert wurde das Konzept der *Embodied Mentalization* erstmals von Aikaterini Fotopoulou (2015) im Rahmen des neurowissenschaftlichen *Free-Energy-Ansatzes*, nach dem lebende Systeme (etwa der menschliche Geist) die permanente Begrenzung von Vorhersagefehlern anstreben (vgl. auch den Ansatz des »predictive coding«). Sie führt auf Basis einer Vielzahl von neurowissenschaftlichen Untersuchungen die verkörperlichten Ursprünge des Mentalisierens darauf zurück, dass in der impliziten mentalen Modellierung Vorhersagefehler vor allem durch die Wahrnehmung von Signalen aus Körperprozessen minimiert werden, und zwar bezüglich des äußeren Körpers (exterozeptiv), des inneren Körpers (proprio- und interozeptiv) und der verkörperlichten Interpersonalität (impersonal).

Darauf aufbauend zeigen Fotopoulou und Tsakiris (2017), dass entwicklungsgeschichtlich die Konstitution eines basalen Kernselbst (»minimal self«) und eines Empfindens für die Selbstwirksamkeit (»sense of agency«) in der präverbalen Kindheitsphase aus den verkörperlichten Interaktionen mit primären Bezugspersonen hervorgeht. Dies bedeutet für die Ausbildung des Mentalisierens, dass sie ihren Ursprung in der affektiven Zwischenleiblichkeit zur Regulierung homöostatischer Körperprozesse hat, worauf die spätere Repräsentation von mimischen Affektspiegelungen aufbaut. In der interozeptiven Wahrnehmung der leiblich-affektiven Auswirkungen von Interaktionsprozessen begründen sich die grundlegenden Fähigkeiten sowohl zu einer Wahrnehmung als abgegrenzter, eigenständiger Akteur (Selbst-Andere-Trennung) als auch zu einer emotional bedeutsamen Beziehungsaufnahme gegenüber dem als autonom wahrgenommenen Anderen (Selbst-Andere-Bezogenheit). Hierfür ist insbesondere die Frequenz sogenannter affektiver Berührungen (»affective touch«) in den zwischenleiblichen Interaktionen entscheidend, durch die über die Integration der Wahrnehmung von inneren und äußeren Körperprozessen im interpersonellen Kontakt das prä-reflexive Erleben von Subjektivität ermöglicht wird (Ciaunica & Fotopoulou, 2017). Anders gesagt: Fähigkeiten, zu mentalisieren, entstehen grundlegend aus Berührungen in der frühen Zwischenleiblichkeit, weil dadurch ein Gewahrsein der Körpergrenzen von einem Selbst und des Gegenübers gebildet wird, was die Voraussetzung für einen mentalisierenden Austausch im Sinne einer reflexiven Funktion darstellt.

Auf Basis dieser jüngeren Ergebnisse wird zunehmend der affektiv-leibliche Ursprung von Mentalisierungsprozessen angemessen berücksichtigt. In Bezug auf das eingangs dargestellte Konzept der mentalisierten Affektivität als höchster Form der Affektregulierung hat Elliott Jurist in seiner aktuellen Konzeptualisierung begonnen, diese Aspekte zu integrieren (Jurist, 2018, Kapitel 5). Demnach kann die Integration von Selbstreflexion und Emotionsregulation in der mentalisierten Affektivität nur gelingen, wenn eine Verbindung zu autobiografischen Erinnerungen hergestellt wird. Dabei hebt Jurist im Anschluss an die Erkenntnisse der affektiven Neurowissenschaften hervor, dass der Grundstein für ein autobiografisches Selbst im Protoselbst liegt, das durch die Kartierung von Hintergrundgefühlen, also von homöostatischen Prozessen aus dem Körperinneren, gebildet wird. Ein differenziertes Gewahrsein solcher »aporetischen« Emotionen, also noch nicht aus dem Körperlichen ins Mentale übergetretenen Affekte, sind für Jurist der Ausgangspunkt von Prozessen hin zu mentalisierter Affektivität (ebd., S. 9ff.). Damit wird inzwischen die grundlegende Bedeutung von Körpergefühlen in der Zwischenleiblichkeit für die Entstehung der Affektregulation mittels Mentalisierungsfähigkeiten deutlich betont.

Körpergefühle in psychodynamischen Behandlungen

Einen differenzierten Überblick über die Folgerungen, die sich aus einer psychoanalytischen Perspektive auf den Körper in klinischer Hinsicht ergeben, legt Alessandra Lemma (2018 [2015]) vor, wenn sie zwischen vier grundlegenden Annahmen unterscheidet.

Erstens geht sie davon aus, »dass das Embodiment die Psyche prägt« (ebd., S. 29), von einer »verkörperten« Erfahrung (ebd., S. 42), etwa dargestellt entlang der Freud'schen Bemerkung zum Ich als einem körperlichen oder Ferraris Konzeption eines »konkreten Ursprungsobjekts«. Auch in ihrer Sicht lassen sich Psyche und Soma niemals konkret getrennt voneinander betrachten, sowohl in der Genese als auch in der Wirkung. Unter diesen Verbindungen hebt die Autorin beispielsweise das zeitliche Kontinuitätsgefühl als ein wichtiges Element des Selbsterlebens hervor.

Zweitens plädiert sie für eine Sichtweise, in der das Verständnis der psychischen Struktur einer Patientin auf einem Verständnis dessen beruht, wie diese ihr Körperselbst erlebe (ebd., S. 45). Dazu sei es erforderlich, »an der Grenze des realen und des imaginierten Körpers [zu] denken, an der Grenze eines einzigen Körpers und zweier oder weiterer Körper« (ebd., S. 46). Damit gibt sie den Hinweis auf die Grundlagen einer Konzeption »somatischer« Gegenübertragung (ebd.): Angesichts dessen, dass die konkrete Begegnung in analytischen Behandlungen auch eine, mit Merleau-Ponty gesprochen, zwischenleibliche ist, liefert insbesondere die leibliche Selbstbeobachtung der Analytikerin einen Zugang zu nicht verbalisierbaren Ebenen des Selbst- und Beziehungserlebens. Für sie ist der Körper »der Ort [...], an dem wir der anderen Person begegnen, an dem wir die Bedeutung von Selbigkeit und Differenz, Abhängigkeit und Trennung verhandeln« (ebd., S. 48).

So wird das Leibliche zu einem Feld von Beziehungsphänomenen und deren Grundfigur der (möglicherweise gestörten) Bezogenheit.

Drittens geht es Lemma um die wechselseitige Beobachtung (ebd., S. 49) im Behandlungszimmer, also ein Anerkennen der Blickbeziehungen und der (partiellen) Konstituierung des eigenen Körpers im Blick des Anderen – psychoanalytisch ist dann hier das Augenmerk darauf zu legen, welche Rolle der angeblickte und imaginierte Körper im Couch-Setting oder außerhalb dessen spielt.

In enger Verbindung damit steht die vierte Annahme, nämlich die Bedeutung des mütterlichen Körpers als Konkretisierung der Entwicklungsaufgabe einer Trennung und Abgrenzung und gleichzeitiger potenzieller Bezogenheit.

Im nun folgenden Teil versuchen wir, die Bereiche der Körperlichkeit und der Affektivität im Licht klinischen Arbeitens in der Psychoanalyse und in von ihr abgeleiteten Therapieverfahren zusammenzuführen und praktisch zu konkretisieren. Dabei werden wir versuchen, das Gemeinte durch kurze Fallgeschichten zu veranschaulichen. Diese beruhen auf unserer klinischen Arbeit und den dortigen Erfahrungen, sind aber für sich genommen keine Sequenzen aus besonderen Behandlungen, sondern eher prototypisch. Wir beschränken uns auf den Bereich der Behandlung von Erwachsenen.

Skizze einer psychodynamischen Körper-Nosologie

Es liegt auf der Hand, dass Leiblichkeit immer eine Rolle spielt, wenn es vor dem Hintergrund psychischer Entwicklungsbedingungen und aktueller Lebenslagen zur Aufnahme einer Psychotherapie kommt. In der Symptomatik oder in der Dynamik des Beziehungsgeschehens während der Behandlung kann sie in ganz unterschiedlicher Weise eine Rolle spielen. Die von uns vorgeschlagene »Körper-Nosologie« akzentuiert das Empfinden von Belastetheit im Zusammenhang mit Körperlichkeit (vgl. zum »Körper-Glossar« auch Wilm et al., 2021). Damit sollen Zustände von Lust, Entspannung, Vitalität oder Ähnlichem nicht in Abrede gestellt werden, wir beschränken uns jedoch auf Formen der belasteten Leiblichkeit oder der Bedeutung der Leiblichkeit für Leidenszustände. Daraus ergibt sich auch der Gedanke einer Körper-Nosologie: Belastete Entwicklung und psychopathologische Symptombildung können gerade als eine »Entleiblichung«, also als ein Verlust des leiblichen Durchdrungenseins, verstanden werden, als eine »Verkörperung«, also das bloße Körperlich-Sein, in dem der Körper funktionierendes Werkzeug sein soll bzw. ein solches nicht mehr ist.

Unser Vorschlag einer Körper-Nosologie liegt »quer« zu den diagnostisch-klassifikatorischen Manualen, insofern sie auf der Grundlage beruht, Körper bzw. Leib in unterschiedlicher Bedeutung auch im Hinblick auf gesellschaftliche Aspekte zu betrachten. Ebenfalls ist zu beachten, dass es sich um einzelne Schwerpunktsetzungen handelt, im konkreten Einzelfall wird es Überlagerungen geben. Gemein ist den im Folgenden genannten Punkten die Dynamik der Objektbeziehung zwischen Verschmelzung und Isolation (Storck, 2020c).

Der Körper als Unruhe-Herd: Erregungszustände, Überflutung, Handlungsdruck

Der Körper fungiert hier als Verursacher diffuser Unruhezustände und zugleich als Ort, an dem diese einzig ausgetragen werden. Nimmt man Mcdougalls Bild eines Abgespaltenseins vom Triebgrund auf oder schließt man Lombardis Auffassung zu einer gestörten Durchdrungenheit von Psyche und Soma an, zeigt sich hier eine »Triebpathologie«: Körperliches kann nicht ins Psychische vermittelt werden, es werden keine psychischen Formen für Affekte oder das Beziehungserleben gefunden. Damit ist auch keine Regulierungsmöglichkeit gegeben.

Dies kann zwar in einer Defizitlogik beschrieben werden, zum Beispiel im Hinblick auf Entwicklungsbelastungen in den frühen Beziehungen und Austauschprozessen, dahingehend, dass interpersonell keine Unterstützung in der Regulierung von Affekten oder von Nähe und Distanz zur Verfügung stand, sodass eine solche Funktion auch nicht internalisiert werden konnte; aber es lässt sich dazu auch als Resultat von rudimentären Abwehrvorgängen beschreiben, als eine immer wieder hergestellte bzw. aufrechterhaltene Unterbrechung des Leibseelischen. Affektive

Erregung wird dem Psychischen kontinuierlich »zu viel«, die psychische Verarbeitung gelingt nicht, sodass etwas »im« Körper als diffuse Erregung verbleibt, die in erster Linie handelnd abreagiert oder reguliert wird. Diffuse und unregulierte Erregung bedroht das Erleben mit einer Überflutung, es resultiert ein hoher Handlungsdruck. Bei Storck (2013) ist das Ergebnis dessen als ein »Handeln als Probe-Denken« beschrieben worden: Statt zu repräsentieren, muss jemand sich handelnd daran herantasten, wie sich etwas anfühlt.

Der entkräftete Körper: Erschöpfungszustände

Erschöpfungssymptome lassen sich psychodynamisch mit der enormen psychischen Anstrengung in Verbindung bringen, die zur Regulierung aufgewendet werden muss, wenn entsprechende psychische Funktionen nicht verlässlich zur Verfügung stehen. Intensive Affekte und Wünsche sowie Nähe und Distanz zu Anderen (also die interpersonelle und intrapsychische Abgrenzung) können zwar, wenn auch starr, auf der Ebene des Psychischen verarbeitet und reguliert werden, aber um den Preis eines »entkräfteten« Körpers.

Eine solche psychische Überanstrengung kann dann gerade der Preis sein, der dafür gezahlt wird, sich um die Anerkennung durch Andere (einschließlich der impliziten Forderung, sich interpersonell nichts zuschulden kommen zu lassen, etwa einen Durchbruch unerwünschter Affekte) sowie die gleichzeitige Abgrenzung von ihnen bemühen zu müssen. Sie ist dann Ausdruck einer Ambivalenz der Nähe. Der Körper selbst taucht als müder, erschöpfter, entkräfteter Körper auf: Er macht sich bemerkbar, wenn »nichts mehr geht«, und wird so letztlich als Gestalter eines lebendigen Affektgeschehens negiert.

Körperkonturierung um jeden Preis: Psychogener Schmerz

In klassischer Betrachtung sind psychogene Schmerzen meist mit der Dynamik einer Selbstbestrafung in Verbindung gebracht worden: Schmerzhaftes Leiden ist die Strafe oder Folge für in erster

Linie aggressive Impulse bzw. für ein als schlecht erlebtes Selbst. Fraglich ist, ob das Vielgestaltige körperlicher Schmerzen sich auf eine so pointierte Formel bringen lässt. Im Hinblick auf das Verhältnis des Selbst zur Umwelt bzw. den Objektrepräsentanzen lassen sich darüber hinaus drei mögliche Funktionen psychogener Körperschmerzen festhalten:

Erstens können sie, mit den Worten Ulrich Egles (1998, S. 94), eine »psychoprothetische« Funktion erfüllen: Schmerz, mithin ein »wandernder« oder Ganzkörperschmerz, kann helfen, den Körper und damit das Selbst zu konturieren, das Ich ist dann vor allem ein schmerzendes. So kann eine Grenze zum Nicht-Selbst gezogen werden, wenn dies anders nicht möglich ist, der Körper, der schmerzt, ist zumindest mit Gewissheit der eigene.

Zweitens kann der Schmerz Ausdruck eines Bemühens um interpersonelle Abgrenzung sein. Er ist dann Index für eine zu große Nähe, für das diffuse Erleben einer emotionalen und repräsentatorischen Bedrängung durch den Anderen.

Drittens kann man die Überlagerungen zwischen den Repräsentanzen des Körpers und des personalen Anderen hinzuziehen, wie sie sich beispielsweise im Modell Ferraris abbilden: Die Fantasien zum schmerzenden Körper sind zumindest in Teilen dann auch Manifestation der Fantasien über Objektbeziehungen. Etwas oder jemand wird gebraucht, ist jedoch quälend und abstandslos nah, man würde ihn gern loswerden, aber dann würde einem das fehlen, was man zum emotionalen wie physischen Überleben braucht.

Der Körper als unzuverlässiger Partner: Funktionelle Störungen

Ähnliche Überlagerungen zwischen Körpersymptom und Objektrepräsentanz spielen auch eine Rolle in der Psychodynamik der Funktionsstörungen, also etwa des Magen-Darm-Trakts, der Atmung und anderem. Mit Marilia Aisenstein (2006) lässt sich festhalten, dass sich eine doppelte Manifestation einer psychosomatischen Belastetheit zeigt: zum einen die von Marty als essenzielle Depression beschriebene Leere im psychischen Erleben (Anhedonie, niedergedrückter Affekt, reduzierte Fantasietätigkeit), zum anderen eine körperliche Desorganisation, die Ausdruck dessen ist, dass auf dem Körper und seinen Funktionen das lastet, was abwehrbedingt nicht in psychisches Erleben und Regulieren vermittelt wird.

Die Psychodynamik der, zudem pathognomisch unterschiedlichen, Funktionsstörungen ist diffus wie die Symptomatik diffus ist, Ausdrücke wie »undifferenzierte Somatisierungsstörung« oder »somatische Belastungsstörungen« in den klassifikatorischen Manualen bilden das ab. Das Problem ist die Diffusität, eine fehlende »Ordnung«, mit der die psychische Repräsentation auf das leibliche Empfinden antworten und dies gestalten könnte. Dem Psychischen fehlt seine Triebkraft, dem Körperlichen die Verbindung zu einer gelebten Subjektivität. Ähnlich wie beim Schmerz erscheint Körperliches hier in einer Ambivalenz, wie sie auch die Objektbeziehungen ausmacht: Ein Organ oder eine körperliche Funktion ist quälend und unzuverlässig, einer Tendenz zur Abstoßung des Dysfunktionalen, also im Impuls, es loszuwerden, steht dem Angewiesensein darauf und den damit verbundenen Wünschen zur Seite. So kommt auch die Dynamik einer nicht gelingenden Ablösung ins Spiel.

Der Körper im Blick des Anderen: Inszenierungen von Körperlichkeit

Die Psychodynamik der körperbezogenen »Inszenierung« (vgl. auch Küchenhoff, 2007; Scharff, 2007) kann als ein Sonderbereich gelten, weil sich die Symptomatik hier nicht unmittelbar als eine körperliche zeigt, sondern der Einbezug des Körpers in einer Symptomatik noch deutlicher als bei den zuvor genannten Bereichen ein Lösungsversuch ist. Es sollte dabei beachtet werden, dass eine »Inszenierung« hier nicht despektierlich darauf hinweisen soll, dass jemand im körperlichen Ausdruck oder Verhalten manipulativ vorginge. Körperlichkeit wird gleichwohl »inszeniert«, im ganz eigentlichen Sinn in Szene gesetzt, wenn das Angeblicktwerden und unter Umständen auch die eigene körperliche Selbstobjektivierung eine Bedeutung für die Selbstwahrnehmung und den Selbstwert hat.

Ein Beispiel dafür kann die Sexualisierung sein, ob nun in verführerischem Verhalten oder der demonstrativen, appellativen Darstellung von Kraft, Sportlichkeit oder Gesundheit, die als Vertreterin einer Unsicherheit dafür eingesetzt werden kann, ob und wofür man sich von Anderen geliebt fühlt oder deren Interesse wecken kann. Der Blick des Anderen auf das Selbst formt das innere Körperbild, und zwar über den Umweg einer Modellierung des Körpers, wie er Anderen gegenübertritt.

Ein zweiter Bereich ist die Psychodynamik der Selbstverletzung: Hier handelt es sich um einen weiten Bereich mit unterschiedlichen möglichen Bedeutungen (Anklage, Selbstbestrafung, Selbstvergewisserung bis hin zur »Selbstfürsorge«; Küchenhoff, 1999). Einer dieser Aspekte betrifft das von Betroffenen beschriebene Empfinden, sich im Zuge der Selbstverletzung spüren zu können, sich nicht mehr »leer« zu fühlen. Ähnlich wie über den Umweg des Blicks eines Anderen geht es hier um die psychodynamische Figur einer Selbstobjektivierung: Sich zu ritzen hat zur Folge, dass – ähnlich wie beim Schmerzsymptom – der eigene Körper und damit das Selbst eine Kontur erhält: Brand- oder Schneidenarben unterstreichen das Erzeugen einer Oberfläche bzw. Grenzschicht. Die Haut wird zwar verletzt, aber in gewisser Weise auf diesem Weg auch erzeugt. Hinzu tritt, dass so der Blick eines Gegenübers auf den eigenen Körper fantasiert werden kann.

Der soziale Körper: Vergesellschaftete Körperlichkeit

Körperlichkeit ist nicht nur eingebettet in »mikrosoziale«, interpersonale Interaktion, sondern steht im Kontext kultureller und gesellschaftlicher körperlicher Zuschreibungen, Fantasien und anderem. Wir fokussieren an dieser Stelle einige derjenigen Aspekte, die eine Rolle in körperbezogenen Symptomen spielen können, damit soll aber nicht in Abrede gestellt sein, dass das »Makrosoziale« auch Teil einer freiheitlichen, emanzipativen oder anderweitig gestalterischen Leiblichkeit ist.

Körperliche Zuschreibungen beginnen mit Genderaspekten. Mit Jean Laplanche (2007 [2003]) möchten wir festhalten, dass »Du bist ein Junge« dem »Ich bin ein Junge« vorangeht. Entlang der Frage, mit welchen genderbezogenen Rollenvorgaben jemand konfrontiert ist, lassen sich potenzielle Entwicklungsbelastungen identifizieren. Insbesondere unbewusst wirksame Dynamiken der Diskriminierung (in stärkerem Ausmaß noch als bewusst zugängliche Vorurteile) machen sich an vermeintlich »andersartig« Körperlichem fest, beispielsweise am Geschlecht oder der Hautfarbe.

Körperlichkeit ist darüber hinaus eingebettet in medial und kulturell vermittelte Körperbilder und in damit verbundene Normen und Erwartungen, die eine körperbezogene Symptomatik vielleicht nur in wenigen Fällen bewirken, sie aber in Verbindung mit Fragen des Selbstwerts oder der Selbst-Objekt-Differenzierung entscheidend modulieren oder intensivieren (offensichtlich spielt das besonders im Kontext von Essstörungen eine Rolle). In der Psychodynamik des »self-tracking« zeigt sich, im Mantel der gesundheitsförderlichen Selbstfürsorge, ein Impuls, die eigene Körperlichkeit unter Kontrolle und Beobachtung zu bringen. Dabei sticht hervor, dass das »Selbst« offenbar in physiologischen oder Verhaltensmessdaten gefunden werden soll (siehe King et al., 2019).

Nun ist Freuds Bemerkung »Das Ich/Selbst ist vor allem ein körperliches« ja gerade nicht so gemeint, dass wir in unseren Körperdaten aufgehen, sondern dass sich leiblich etwas vermittelt, was es uns erlaubt und zugleich aufnötigt, uns als ein »Selbst« zu erleben. Das Leibliche und der Selbstentzug (der sich auch durch eine Selbst-Messung nicht einebnen lässt), wie sie insbesondere seitens der philosophischen Phänomenologie beschrieben werden (vgl. zuletzt T. Fuchs, 2020), sind es, die ein Selbst zu bewahren helfen, das weder körperlos noch auf einen physikalischen, »kommodifizierten« (Decker, 2014) Körper reduziert ist.

Befund und Befinden: Medizinisch begründbare Krankheit

Sich am Körper zeigende Symptome sollten nicht psychologisiert werden. Neben der Verpflichtung einer somatischen Diagnostik sollte nicht übersehen werden, dass eine strikte Unterteilung zwischen »psychogen« und »somatogen« schnell an ihre Grenzen stößt, geht es doch ganz wesentlich darum, wie Emotionen und das sonstige Erleben Krankheitsverläufe beeinflussen, das Gesundheitsverhalten steuern usw. Die Frage für die psychotherapeutische Arbeit ist offenkundig nicht, *ob*, sondern *wie* etwas psychogen bedingt ist. Das lässt sich besonders gut an den chronischen entzündlichen Darmerkrankungen Morbus Crohn und

Colitis ulcerosa zeigen. Hier liegen psychopathologische, somatische Befunde vor und regelhaft ist eine entsprechende somatische Behandlung erforderlich. Dies mit psychodynamischen Argumenten zu negieren ist offenkundig gefährlich und unethisch.

Gleichwohl spielt es eine entscheidende Rolle, in welcher Lebenssituation Symptome auftreten, wie diese mit dem Beziehungs- und Affekterleben korrespondieren und in welcher Weise »psychogen« mitbestimmt wird, wann ein Krankheitsschub auftritt und endet, wie intensiv oder andauernd er ist, wie Andere auf die Krankheit reagieren und in dieser Reaktion von Betroffenen erlebt werden. Diese Aspekte sind nicht nur »weiche« Nebenaspekte einer ätiopathogenetischen Konzeption und noch viel weniger einer Behandlungsplanung und -durchführung.

Ein Fallbeispiel kann mögliche Perspektiven auf psychogen mitbedingte körperliche Belastungen aufzeigen:

> Der 35-jährige Herr A. kommt in eine analytische Therapie, nachdem er bereits seit vielen Jahren an verschiedenen Allergien sowie an wiederkehrenden Erschöpfungszuständen leidet. Er würde gern mit seiner Partnerin, mit der er schon länger als zehn Jahre zusammen sei, mehr reisen oder verschiedene »Zukunftsprojekte« angehen, beispielsweise die Familiengründung, den Erwerb eines Eigenheims oder eine berufliche Neuorientierung (etwa ein Architekturstudium).
>
> Nachdem ihn Nahrungsmittelunverträglichkeiten, Hausstaub- und Pollenallergien immer wieder massiv eingeschränkt und auch zu heftigen körperlichen Reaktionen geführt haben, ist ihm eine stationäre Behandlung empfohlen worden, im Zuge dessen er eine, wenn auch ambivalente Motivation für eine ambulante Psychotherapie aufgebaut hat. Nun ist er seit etwa einem halben Jahr in analytischer Behandlung, dreistündig im Couch-Setting. Er zeigt sich oberflächlich motiviert und fasst Vertrauen in seinen Analytiker. Versuche, seine körperlichen Reaktionen (für die allergologische Testungen keinen Befund erbracht haben, der das Ausmaß hinreichend erklären könnte) im Zusammenhang seines Erlebens von Beziehungen und Affekten zu betrachten, scheint er »höflich und interessiert« aufzunehmen, aber dann stockt das weitere Explorieren in der Regel.

In einer Stunde berichtet er von einem Nachbarschaftsgrillen am vorangegangenen Wochenende: »Na ja, also, wir sind halt da hin, Samira und ich, es war ja auch der erste richtig schöne Sommerabend am Samstag und so. Als wir ankamen, habe ich aber auch direkt schon gedacht: Ach! Ja, der Flieder da direkt neben dem Tisch. Ich habe mich dann erst mal so zum Grill gestellt, mit dem Alex wollte ich ja eh reden, der ist ja Makler. Wegen der Wohnung. Und was für uns so finanziell machbar ist. So, er hat dann gesagt: ›Na klar, wenn man etwas Zeit mitbringt und im Budget flexibel ist und so, dann findet man echt tolle Sachen.‹ Und dass er uns gern hilft.

Wir haben jetzt gar nicht lang gesprochen, vielleicht zehn Minuten oder so. Ich habe aber schon gemerkt, so, bei jedem kleinen Windstoß – das war fast so, als würde ich die einzelnen Blüten schon auf mich zufliegen hören. Ich konnte auch nirgendwo anders hin und ich habe halt gemerkt, wie es sich so zuzieht. Mein Hals. Da habe ich innerlich echt wieder geflucht. Und es war klar, also, ob ich jetzt noch 'ne halbe Stunde bleibe oder nicht, es wird ja nicht besser. Ich habe dann zu Samira gesagt: ›Weißt du, es tut mir leid, aber ich muss gehen, du kannst ja noch bleiben, wenn du willst, wir müssen ja jetzt nicht beide zusammen weg.‹ Ich glaube, sie war schon enttäuscht, sie ist dann auch nur zum Essen geblieben und dann ein, zwei Stunden später nach Hause gekommen. Mir ging es dann etwas besser.«

Der Analytiker fragt: »Wenn wir jetzt den Flieder mal Flieder sein lassen – da ist Ihnen vielleicht auch sonst etwas zu eng geworden?«

»Zu eng, mit Samira jetzt? *(Pause)* Nein, eigentlich nicht. Ich meine, ich habe mich an den Gedanken ja gewöhnt, mit der Wohnung und dem Kaufen. Wir haben hier ja darüber gesprochen, es stimmt schon, dass ich bei so großen Schritten dann zögerlicher bin, als ich zuerst dachte. Aber jetzt am Samstag war es das gar nicht, es war wirklich schön, das Wetter und die Unterstützung von Alex. Ich wäre wirklich gern geblieben und hätte konkreter besprochen, was unsere Vorstellungen so sind.«

Bei aller Verkürzung einer für sich stehenden Sequenz zeigt sich hier etwas Typisches in Behandlungen mit Patient*innen mit psychogen mitbedingten Symptomen, die sich am Körper zeigen. Mögliche Verbindungen zwischen der Symptomatik und bevorstehenden Entwicklungsaufgaben oder auch der partnerschaftlichen Situation werden kommunikativ zwar aufgenommen, aber nicht vertieft – und letztlich emotional dann doch zurückgewiesen. Die Symptome haben keine Bedeutung. So entsteht für den Analytiker eine schwierige Situation: Es kann und sollte nicht darum gehen, Herrn A. dazu zu »überreden«, seinen Symptomen eine relationale oder emotionale Bedeutung zuzuschreiben. In einer solchen Sequenz bleibt vor allem ein Eindruck von Hilflosigkeit bestehen, und es ergibt sich die Gefahr, dem Patienten eine verstehende Sicht »aufzunötigen«. Eine mögliche Konzeptualisierung würde wohl weniger in Richtung von Freuds Annahme nicht abgeführter Libido gehen (wenngleich eine Sexualanamnese nützlich wäre), sondern eher in Richtung einer funktionellen Abgrenzung in Form des Symptoms (ein Nein-Sagen durch den Körper) – soweit unklar, wovon und aus welchen motivationalen Gründen.

Freuds Skepsis zur Behandelbarkeit der Aktualneurose

Um Freuds Skepsis bezüglich der Behandelbarkeit dessen, was heute vielleicht als somatische Belastungsstörung bezeichnet würde, zu skizzieren, können wir auf die im Kapitel zu Konversion und Somatisierung dargestellte Unterscheidung zwischen Übertragungs- und Aktualneurosen zurückkommen. Aufgrund der aktuellen Genese von Angstneurose, Neurasthenie oder Hypochondrie, die Freud (1916–17a [1915–17], S. 405f.) derart konzipiert, dass Triebenergie nicht oder falsch abgeführt werde, und somit in Kontrast zur infantil-psychosexuellen Genese der Übertragungsneurosen (im nosologischen Sinn) stellt, ergibt sich für ihn die Folgerung, dass eine psychoanalytische Behandlung nicht erfolgsversprechend sei (Freud, 1912f, S. 339). Das aktualneurotisch gebildete Symptom trage »keinen ›Sinn‹, keine psychische Bedeutung« (Freud, 1916–17a [1915–17], S. 402) und aufgrund der fehlenden infantilen Genese kehrten auch keine verdrängten Erinnerungen in der analytischen Beziehung wieder an die Oberfläche. Da also keine biografisch gebildeten Konflikte (und Fixierungen) vorliegen, können solche sich auch nicht in der Übertragung manifestieren und somit auch nicht in der dortigen »presentia« »erschlagen« werden (Freud, 1912a, S. 374). Es fehle der Psychoanalyse die Möglichkeit der Deutung und der Zerlegung in einzelne Triebelemente (Freud, 1919a, S. 185) zum Zweck des Erlangens von Einsicht in unbewusste Bedeutungen.

So zumindest die Perspektive Freuds, der stattdessen sexualpädagogische Aufklärung, eine »Änderung des sexuellen Regimes« (Freud, 1912f, S. 339), eine Änderung im Triebhaushalt angezeigt sieht, im Wesentlichen wäre das Finden geeigneter Befriedigungsformen nützlicher als eine psychoanalytische Behandlung.

Nun ist zum einen Freuds Unterteilung in Übertragungs- und Aktualneurosen nur bedingt schlüssig: Nimmt man für die Aktualneurose eine Art von aktueller Hemmung der Triebökonomie an, dann bleibt ja zu fragen, vor welchem biografischen Hintergrund sie stattfindet. Er selbst (ebd., S. 338f.) räumt die Möglichkeit eines aktualneurotischen Kerns jeder Psychoneurose ein, man könnte in anderer Betrachtung auch einen infantilen Kern jeder Neurose ausweisen, auch der Aktualneurose. Zum anderen ist Freuds Skepsis gegenüber der Behandelbarkeit der Aktualneurose bald in Zweifel gezogen worden, und zwar vor dem Hintergrund anderer Konzeptionen der »Umsetzung« ins Körperliche: Beginnend mit Annahmen zu einer »prägenitalen« Konversion (etwa bei Fenichel, 1945, S. 168ff.) oder bald darauf auch im Anschluss an die Begründung einer psychoanalytischen Psychosomatik im engeren Sinn durch Franz Alexander (1950) kann gesagt werden, dass sich das, was Freud als Aktualneurose bezeichnet, zwar aus anderen Konfliktkonstellationen speist (Nähe und Distanz statt Wunsch und Verbot), nichtsdestoweniger aber neben der infantilen, biografischen Genese auch Übertragungsphänomene zutage treten.

Allerdings weisen Freuds skeptische Bemerkungen auf zwei Aspekte hin, die beachtet werden müssen:

Erstens ist zu fragen, auf welcher Ebene die (unbewussten) Konflikte liegen. Eine Perspektive auf eng umgrenzte (»neurotische«) Konflikte aus Wunsch und Verbot vor einem biografischen

Hintergrund ist vermutlich in den wenigsten Fällen, in denen es klinisch um Körpersymptome geht, besonders hilfreich. Vielmehr wird es um basalere und »vagere« Konflikte gehen, die sich um das Verhältnis von Nähewünschen und Näheängsten drehen, die allerdings nicht weniger aus der infantilen Zeit stammen als andere.

Zweitens verweist die Bemerkung zur fehlenden psychischen Bedeutung der Symptome zwar nicht auf das Fehlen von Bedeutung oder Funktionalität, so doch aber darauf, dass in der verstehenden Orientierung an *Inhalten* eine behandlungstechnische Gefahr liegt. Stattdessen sollte in Erwägung gezogen werden, die Arbeit stärker am Verstehen von *Prozessen* der Verarbeitung von Beziehungserfahrungen und Affekten zu orientieren.

Genau diese beiden zuletzt genannten Schlussfolgerungen werden auch in der aktuellen Forschungsrichtung zur »Embodied Mentalization« hervorgehoben. Die frühe (in klassischer Terminologie: »präödipale«) Regulation homöostatischer Körperprozesse in der Zwischenleiblichkeit, die das Fundament der weiteren Mentalisierungsentwicklung darstellt, ist entscheidend für die spätere Fähigkeit, Prozesse der Selbst-Andere-Trennung mit solchen der interpersonellen Verbundenheit ausbalancieren zu können, um Nähewünschen wie Abgrenzungsbedürfnissen gleichermaßen gerecht werden zu können (vgl. Fotopoulou & Tsakiris, 2017, S. 12ff.). Darauf aufbauend werden in der weiteren Entwicklung innerhalb affektspiegelnder Interaktionen mit nahen Bezugspersonen dieses Gewahrsein für Körpergefühle mit multisensorischen Wahrnehmungen aus der Außenwelt verbunden, wobei insbesondere die Dynamik der daraus entstehenden affektiven Vitalitätsmuster bestimmend ist (ebd., S. 18f.). Für das therapeutische Vorgehen folgt daraus, dass die Beziehung die Erfahrung eines konkreten, authentisch erlebbaren Gegenübers bereitstellen sollte, um in gemeinsamen Momenten der Begegnung zu einem Mentalisieren der Körperzustände anzuregen (Duqette & Ainley, 2019).

> Die 44-jährige Frau B. leidet an chronischer Erschöpfung, die sich insbesondere am Arbeitsplatz zeigt; Frau B. hat eine leitende Funktion als Bankangestellte. Dort seien Konzentrationsprobleme aufgetreten, sie sei ständig müde, auch

wenn sie nachts eigentlich genügend Schlaf bekommen habe. Wenn sie nach der Arbeit heimkomme, versorge sie ihre zehnjährige Tochter und ihren sechsjährigen Sohn (zum Sport fahren, Unterstützung bei den Hausaufgaben, Abendessen zubereiten, Zu-Bett-Bringen) und falle dann um 21 Uhr »mit komplett leerem Akku« ins Bett. An den Wochenenden fühle sie sich von der »Arbeitswoche im Hamsterrad hoch drei« so ausgelaugt, dass sie kein Interesse an Aktivitäten habe. Ihre Familie (der 42-jährige Ehemann, der in einer Unternehmensberatung arbeitet, und die beiden Kinder, aber auch ihre in der Nähe wohnenden Eltern) würden sich schon Sorgen machen.

Frau B. äußert in den probatorischen Sitzungen: »Ach, ich weiß auch nicht. Vielleicht muss ich mich mal eine Zeitlang rausnehmen, Urlaub machen und auftanken. Danach geht es sicher wieder leichter.« Da es aber zunehmend auch Streit gebe, weil sie finde, dass ihre Mutter, die manchmal bei der Kinderbetreuung einspringt, da der Mann abends selten vor 20 Uhr zu Hause sei, ständig an ihr »rummäkele«, wolle sie sich jetzt doch mal »alles von der Seele reden«.

Es zeigt sich bei Frau B. also zunächst eine *aktuelle* Überlastung, die von ihr offenbar primär als ein Zuviel an Aufgaben erlebt wird. Folgerichtig gibt es den Gedanken, sich von Erschöpfung und übermäßiger Belastung zu erholen (Urlaub machen, sich etwas von der Seele reden). In Grundzügen gibt es Erwähnungen, die mit Beziehungen zu tun haben: Die Mutter mäkelt herum, der Mann arbeitet lange. Vor allem aber *wirkt* sich Frau B.s Belastung auf Beziehungen *aus:* Die Kinder werden »abgewickelt«, am Wochenende ist keine Kapazität übrig für etwas anderes.

Das Aktuelle – Freud hätte vielleicht gesagt: eine Neurasthenie als eine Form der Aktualneurose – kann jetzt allerdings zum einen konflikthaft und bezogen auf Affekte und Beziehungen, zum anderen im Licht der Biografie und möglicher Grundkonflikte betrachtet werden. In weiteren Gesprächen zeigt sich, dass Frau B. sich vom Ehemann in der Betreuung der Kinder allein gelassen fühlt (das ist für sich genommen kein neurotisches Symptom!), alles bleibe an ihr hängen. Sie habe beruflich große Ambitionen gehabt, die unter der zweimaligen Elternzeit gelitten hätten; nun müsse sie in der Bank manchmal Kolleginnen »zuarbeiten«, die jünger seien als sie. Von der Mutter fühle sie sich kritisiert für die Haushaltsführung, für ihr fehlendes Engagement in der Elternvertretung der Schule oder im Sportverein der Kinder: »Sogar dass mein Sohn häufiger mal einen Infekt mit nach Hause bringt, will sie mir anlasten, weil ich angeblich zu wenig auf die Ernährung achte!« Es zeigt sich immer mehr Verbitterung und mal direkte, mal indirekte Anklage gegenüber Anderen. Von ihrer Analytikerin darauf angesprochen, tut Frau B. dies ab mit den Worten: »Ach ja, Sie haben ja recht, ich rege mich da vielleicht auch zu sehr auf. Die meinen es ja gut mit mir, und auch mein Mann, der arbeitet sich wirklich wund, damit wir es gut haben. Entschuldigung.«

Bei ihrer Analytikerin ruft Frau B. wiederholt Genervtheit hervor aufgrund ihrer indirekt anklagenden, passiv-aggressiven Haltung – es gibt den Impuls, Frau B. scharf zu konfrontieren und ihr zu sagen, was sie alles falsch mache und dass sie sich nicht wundern müsse …! Eine Reflexion dieses Impulses als Gegenübertragungsphänomen verknüpft sich mit biografischen Aspekten bei Frau B. und hilft, diese besser zu verstehen.

Es zeigt sich, dass Frau B. noch niemals in ihrem Leben weiter als 25 Kilometer vom Elternhaus entfernt gelebt hat und dass dies zu einem großen Teil kontraphobischen Motiven gefolgt zu sein scheint. Zwar rationalisiert sie das dahingehend, dass sie eben im Anschluss an das Abitur eine ziemlich begehrte Ausbildungsstelle in der Bank vor Ort angeboten bekommen habe und dass ihre Freundinnen und Freunde in der Gegend wohnten und die Kaufpreise für Immobilien deutlich niedriger sein als in benachbarten Großstädten, ihr scheint aber auch zumindest in Teilen bewusst zu sein, dass sie sich mit Anfang 20 wenig zugetraut hat. Einige Jahre später sei sie dann bereits mit ihrem späteren Ehemann zusammengezogen.

Im Blick auf die Biografie entsteht der Eindruck einer verdeckten Rivalität mit dem zwei Jahre jüngeren Bruder, der als Liebling der Eltern beschrieben wird: »Unsere Eltern

> fanden immer *alles*, was der gemacht hat, super. Der ist mit 16 reihenweise am Wochenende betrunken nach Hause gekommen und die Eltern haben dann am nächsten Morgen immer nur geschmunzelt und gesagt, es seien ja ganz schön wilde Zeiten … Und ich habe zur gleichen Zeit so still vor mich hin fürs Abi gelernt und habe mich echt reingehängt, aber es wurde dann nur was gesagt, wenn ich mal 'nen Strafzettel bekommen habe.«

Die Verbindung des Aktuellen mit dem Biografischen und dies wiederum verknüpft mit dem, was sich davon in die analytische Beziehung im Verlauf der ersten Gespräche vermittelt, zeigt die »neurotische« Grundstruktur Frau B.s: Eine unklar bleibende »Elternmasse« taucht als wenig Anerkennung gebend auf, statt dessen bekommt diese jemand anderes, der sich dafür noch nicht einmal anzustrengen braucht. Frau B. entwickelt ein Selbstbild, in dem sie immer weiter versuchen muss, durch Fleiß, Zurückstecken und Fehlerlosigkeit doch noch zu erreichen, dass sich ihr jemand zuwendet oder resonant zeigt.

Die aktuelle Lebenssituation mit nun zwei schulpflichtigen und damit sukzessiv selbstständiger werdenden Kindern sowie die am Arbeitsplatz zutage tretende Konkurrenzsituation mit einer jüngeren Rivalin lassen den Grundkonflikt wieder aufflammen. Dabei zeigt sich der Preis, den Frau B. auch zuvor schon gezahlt hat: Der Verzicht auf Expansion und Autonomie sowie die Hemmung im Ausdruck negativer Affekte (Enttäuschung, Wut, Rivalität). Die Erschöpfung (und vor allem, wie Frau B. diese Erschöpfung erlebt und sich dieser ergibt, statt beispielsweise den Ehemann zu konfrontieren) kann so als Resultat der psychischen Anstrengung verstanden werden, sich »zusammenzureißen« und Anerkennung zu finden.

Zwar treten hier potenzielle »inhaltliche« Bereiche einer Verknüpfung zwischen dem Aktuellen, dem Biografischen und der analytischen Beziehung zutage, ebenso wichtig ist aber eine Prozessorientierung in der Deutungsarbeit, die sich bei Frau B. darauf richten könnte, zunächst zu benennen, in welcher Weise ihre Erschöpfung nicht nur auf physische Anstrengung folgt, sondern auch im Kontext mit Affekten innerhalb von Beziehungen zu betrachten ist.

Expressive und indexikalische Aspekte von Körpersymptomen

Die Gefahr einer zu starken Inhaltsorientierung in der klinischen Arbeit wird noch deutlicher, wenn man die »Semantik« des Körpersymptoms heranzieht (vgl. Küchenhoff, 2019). Im Kapitel zu Konversion und Somatisierung haben wir bei deren Unterscheidung zwischen einer symbolisch-expressiven und einer indexikalischen Funktion des Symptoms bezüglich psychischer Konflikte differenziert. Hinsichtlich der Konversion gehen wir davon aus, dass ein psychischer Konflikt seinen Ausdruck »im« Körper findet, also beispielsweise die psychogene Ohnmacht, in der sich die Wunschseite (jemandem in die Arme fallen zu können) und die Abwehrseite (das eigene Erleben stoppen) zeigen. Der Körper symbolisiert den Konflikt, in dem dieser eine Bebilderung erfährt.

Anders stellt es sich bei der durch Somatisierung entstandenen körperlichen Symptomatik dar. Gemäß dem beschriebenen Phänomen einer drohenden Überflutung wird der Körper zu einer Art Auffangbehälter für Unreguliertes. Das Körpersymptom zeigt auch hier etwas an, aber nicht in Form eines Symbols als Ausdruck für ein mehr oder minder eng umgrenztes Konfliktgeschehen, sondern als Index, *dass* etwas überwältigend ist. Wenn sich die psychische Überflutung bzw. Überwältigung in erster Linie als etwas verstehen lässt, was mit einem Zuviel oder mit einem Zuwenig an Nähe und Grenzsetzungen zu tun hat, und dies wiederum als einen basalen Konflikt begreift, der mit Nähe und Distanz, Verbundenheit und Abgrenzung zu tun hat, dann ist das Körpersymptom neben seiner Hinweisfunktion auf die Überwältigung auch Index dafür, *dass* es einen Konflikt gibt, aber nicht dafür, um welchen es sich dreht.

> Herr C. ist ein 23 Jahre alter Koch. Er leide seit ca. drei Jahren an einem Reizdarmsyndrom und beschreibt einige weitere körperliche Symptome: häufige Kopfschmerzen, ein Kribbeln in den Fingern oder einen »aufgeregten Magen«. Er schildert, dass seine Belastungen zugenommen hätten, seit er vor einigen Monaten beruflich die Arbeitsstätte gewechselt habe und nun mehr Druck erlebe, er mache sich Sorgen, ob sein Chef mit ihm zufrieden sei. Herr C. kenne es

von sich, unter Prüfungsangst zu leiden: »Ich mache mich wochenlang verrückt, auch wenn es Sachen sind, die ich eigentlich im Schlaf kann.« Er fühle sich in seinem Freundeskreis und unter den Kollegen »eher so am Rand« und frage sich, was ihn mit den Anderen verbinde. Außerdem beschäftigen ihn zunehmend Sorgen, dass er in sozialen Situationen Magenprobleme bekomme oder »die Verdauung verrückt spielt«.

Alle die genannten Symptome laden zu einer, allerdings klischeehaften inhaltlichen Ausdeutung ein: Da schlägt jemandem etwas auf den Magen, jemand zermartert sich den Kopf oder hat Angst, bei Anderen durchzufallen. Zum einen führen solche Ausdeutungen von Körpersymptomen nicht weiter, solange sie nicht an den konkreten Prozess und die individuelle Psychodynamik angebunden werden (und als Annahmen einer Prüfung im Rahmen der analytischen Beziehung unterzogen würden), zum anderen sind sie als bloß inhaltsbezogene vermutlich von dem Erleben des Patienten relativ weit entfernt.

Biografisch berichtet Herr C. von vielen, »heftigen« Konflikten zwischen den Eltern. Sein Vater habe als Angestellter in einem handwerklichen Betrieb gearbeitet, aus heutiger Sicht würde er sagen, dass sein Vater Alkoholiker sei. Er habe zu Hause viel rumgeschrien, zudem gab es auch tätliche Aggression gegen die Mutter und gegen Herrn C. Die Mutter habe sich gegen den Vater weder verbal noch körperlich zur Wehr setzen können, sie habe immer wieder emotionale »Einbrüche« gehabt und sei mindestens zwei Mal in stationärer Behandlung gewesen. Herr C. berichtet, als Kind immer mal wieder »so übers Wochenende oder so« oder auch mal für ein bis zwei Wochen bei der Großmutter mütterlicherseits gewesen zu sein, wenn es zu Hause »schwierig« gewesen sei: »Ich habe dann immer gewartet, dass ich wieder zurück darf. So hat es sich angefühlt. Wie Hausarrest, nur eben woanders.« Als Kind sei er oft krank gewesen und habe sich oft verletzt.

Auch in der Beziehung zum Analytiker vermittelt sich in den probatorischen Sitzungen der Eindruck eines »Zuviel«: Herr C. berichtet fahrig, aber immer wieder unter großem Druck angesichts der verschiedenen Belastungen. Der Bericht zu seiner Biografie ist gefüllt von schmerzhaften Erfahrungen eines Wechsels aus Grenzverletzungen und Vernachlässigung, sehr deutlich wird auch die Überforderung Herrn C.s als Kind, sich auf die Geschehnisse einen Reim zu machen, und die unerfüllte Sehnsucht nach einem guten Objekt.

Statt einer primär symbolisch-expressiven Form (etwa Magenschmerzen drücken heruntergeschluckten Ärger aus) bietet sich eine Sichtweise auf die Symptome in indexikalischer Hinsicht an: Herr C. ist psychisch überfordert, Erlebnisformen dafür zu finden, was emotional zwischen ihm und Anderen geschieht. Kopf, Magen, Verdauungstrakt, Gliedmaßen – alle zeigen schmerzend oder dysfunktional das »Zuviel« an, ebenso das »Zuwenig« an Containment oder Resonanz, das Herrn C. biografisch erlebt hat und das sich auch in der Übertragungs-Gegenübertragungs-Beziehung andeutet, wenn es seinem Therapeuten angesichts des »Zuviel« an affektiver Wucht schwerfällt, nicht in einem passager einbrechenden »Zuwenig« an Resonanz zu verbleiben.

Nach einigen Monaten der analytischen Arbeit im modifizierten Setting (zwei Stunden in der Woche im Gegenübersitzen) schildert Herr C. einen Konflikt mit seinem Vorgesetzten in dem »hochpreisigen« Restaurant, in dem er als Chef angestellt ist:

»Es hat sich so hochgeschaukelt über den Abend, über die Nacht. Es war krass viel los, dann ist immer jeder angespannt, man merkt das sofort, wenn man in die Küche kommt. Ich brauche nur in die Küche zu gucken und ich weiß genau, wie viele Gäste draußen sitzen. Ich wäre am liebsten wieder gegangen. Mein Chef dann so: ›Ja, dann jetzt aber los!‹ Und ich mache und mache, alles läuft okay, alles. Aber es wurde nicht weniger.

Irgendwann bin ich mal raus. Das ist ja auch okay, das machen alle so, auch die Nicht-Raucher. Als ich zurückkam, steht mein Chef da und sagt: ›Was war das denn jetzt!?‹ Er hat voll rumgebrüllt sofort. Dass ich das absprechen müsse, so geht das nicht und alles. Und dass ich sofort weitermachen solle. Das habe ich dann auch, aber da war es dann irgendwie vorbei für mich. Mir ist sofort übel gewesen. Nach 'ner Zeit bin ich zu ihm und hab gesagt: ›Wollen Sie, dass ich den Leuten hier ins Essen kotze oder was!?‹ Da war er dann ruhiger, aber hat voll hart gesagt, wenn das mein Ernst sei, dann könne ich gehen. Ich dachte zuerst, er schmeißt mich raus, aber der Cem hat mich zur Seite genommen und gesagt, ich solle mal nach Hause gehen für heute. Ich habe dem Chef noch hinterhergerufen: ›Ey, danke fürs Verständnis, vielen Dank!‹ Und bin dann raus. Das ganze Wochenende bin ich nicht wieder runtergekommen davon. Mir ist jetzt noch schlecht.«

Analytiker: »Puh – ja, ich merke, wie sehr Sie da noch drin sind, in den Gefühlen. Hier dampft es ganz schön, wenn Sie davon erzählen.«

Patient (stockt, scheint überrascht): »Das verstehe ich jetzt nicht.«

A.: »Sie zeigen mir, wie es sich für Sie anfühlt: so unter Druck zu stehen, dass dann jemand etwas fordert und dass Sie sich unfair behandelt fühlen, wenn Sie sich Zeit nehmen, um durchzuatmen. Ich kriege dann etwas von Ihren Gefühlen mit. – Sie wirken auf mich etwas ruhiger, seit ich das angesprochen habe.«

P.: »Es ist einfach viel für mich. Sorry, wenn ich das so hier alles rauslasse. So können Sie ja Ihre Arbeit auch nicht machen.«

A.: »Sie sorgen sich um mich, wenn es emotional intensiv wird. Vielleicht wollen Sie mich dann schonen und sich beherrschen – aber es könnte ja auch sein, dass Sie ruhiger geworden sind, weil Sie merken, dass ich etwas davon wahrnehme, wie es Ihnen geht. Dass das bei mir ankommt.«

P.: »Ja, weiß nicht. Vielleicht. Hier, wenn ich bei Ihnen bin. Aber in der Küche oder sonstwo, da sind Sie ja nicht. Und da komme ich dann nicht runter. Dann ist es ein Wochenende lang so, als müsste ich kotzen.«

A.: »Sie fühlen sich dann mit allem allein und die Unruhe geht nicht weg, wenn niemand da ist, von dem Sie sich verstanden fühlen.«

Hier könnte der Analytiker auch ansprechen, wie die Unterbrechungen der analytischen Arbeit erlebt werden und inwiefern sich darin auch zeigen könnte, einen Wechsel aus Zuwendung und Weggeschickt-Werden zu erleben; er entscheidet sich aber dafür, bei der Deutungslinie zu bleiben, in der die emotionale Resonanz zur Regulierung beiträgt.

A.: »Wenn wir uns anschauen, was heute in der Stunde passiert ist, dann sind Sie hergekommen mit dem Erlebnis vom Wochenende und damit, wie es Ihnen seitdem ging. Sie haben erzählt und waren den Gefühlen immer noch sehr nah. Als Sie gemerkt haben, dass ich etwas davon mitbekomme, wie Sie sich fühlen, sind Sie ruhiger geworden. Vielleicht ist es dann nicht mehr so viel, nicht mehr zu viel, wenn Sie sich an jemanden wenden. Aber das ist auch riskant, weil jemand dann wieder weg sein könnte oder Sie wegschickt und dann fühlen Sie sich erst recht allein. Dann ist es zu viel und ihr Körper zeigt Ihnen an, wenn Sie keinen Weg finden, dass es weniger wird.«

Der Analytiker zeichnet prozessbezogen nach, wie sich der Erregungszustand von Herrn C. verändert, und geht darauf ein, was dazu führt, dass etwas »zu viel« wird, und wie es gelingt, mit den Gefühlen einen regulierenden, dosierenden Umgang zu finden. Die Behandlung steht noch am Anfang und es geht zunächst darum, interpersonell zu erkennen, wie Beziehungserfahrungen sich auf die Gefühle und die körperliche Belastetheit auswirken.

Für die klinische Arbeit hat das zur Folge, Vorsicht und Zurückhaltung gegenüber einer inhaltlichen »Ausdeutung« körperlicher Symptome walten zu lassen, erst recht dort, wo Patient*innen unter Umständen bereits mit einem, meist dann aber sehr globalen Vorverständnis der Bedeutung bestimmter Symptome kommen (etwa ein Magengeschwür als das Ergebnis »heruntergeschluckten« Ärgers zu verstehen). Nicht nur droht dann ein oberflächliches Pseudoverstehen (für beide Beteiligten), sondern es würde auch allzu leicht übergangen, dass dem betreffenden Patienten die psychischen Verarbeitungsmöglichkeiten, vor deren Hintergrund eine Deutung des Symptoms als Symbolisierung eines Konflikts verstanden werden kann, gerade nicht zur Verfügung stehen. Es würde so die psychische Notlage übersehen, wenn dem Patienten der Verstehensvorschlag gemacht wird, sein Körpersymptom nur mehr als Sinnbild eines psychischen Geschehens aufzufassen. Stattdessen könnte sich die Arbeit daran ausrichten, die Kontextbedingungen des Auftretens und des Intensivierens einer konkreten Symptomatik in den Blick zu nehmen und so prozessbezogener und mit Blick auf die erforderlichen Verarbeitungskapazitäten (Symbolisierung, Mentalisierung, Transformation) zu blicken.

Körperlichkeit auf der Couch und jenseits der Couch

Das Couch-Setting in der Psychoanalyse begründet sich unter anderem über einen körperlich-motorischen Aspekt. Nicht so sehr, damit es Freud so erspart bliebe, »acht Stunden am Tag angestarrt« zu werden, und auch nur bedingt durch die Wurzeln des Arrangements in der Hypnosebehandlung, sondern in erster Linie begründet sich das spezifische Setting über den Zusammenhang von Trieb, Motorik und Fantasie. Wir übergehen an dieser Stelle weitere Aspekte, so die Bedeutung für die Regressionsförderung, die Vertiefung der Übertragung oder das relative Zurücktreten der Wahrnehmungen gegenüber Vorstellung und Fantasie (vgl. Storck, 2018c, S. 84ff.; 2021b).

Im Kapitel zum psychosomatischen Charakter der Triebtheorie haben wir diskutiert, in welcher Weise das Triebkonzept mit einer Vermittlungsfunktion zwischen Soma und Psyche in Zusammenhang stehend gedacht werden soll. Daran anknüpfend lässt sich sagen, dass sich in Freuds Auffassung Trieb-»Energie« in Form einer motorischen Entladung abführen lässt. Das soll während der Stunde nicht passieren, denn Triebhaftes würde sich dann eben nicht in Form von Fantasien in der Erlebniswelt zeigen, diesen würde im ganz eigentlichen Sinn der Antrieb fehlen (Freud, 1900a, S. 343, 573).

Das ist einer der beiden Hauptgründe dafür, weshalb Freud das Agieren negativ, nämlich als Gegenstück zum »Erinnern« in der Behandlung betrachtete: Zum einen droht eine Patientin, sich zu schaden, wenn sie außerhalb einer analytischen Stunde handelt, statt darin zu assoziieren, zu fühlen oder zu sprechen, zum anderen umgeht die motorische Abfuhr bzw. Entladung die Erlebnisperspektive (vgl. A. Freud, 1987 [1968], S. 245f.). Hinzuzufügen ist, dass aus heutiger Perspektive das Agieren immer auch als Kommunikationsmittel zu begreifen ist, als Ausdruck davon, dass eine Patientin nicht *sagen* kann, was los ist, aber *machen* kann, was los ist (Storck, 2013). Solchen Überlegungen folgend, werden Enactments, also die Verbindung zwischen einem Agieren auf Patient*innenseite und dessen Beantwortung durch den Analytiker, als Erkenntnisquelle gesehen (vgl. zur Kontroverse darüber etwa Ivey, 2008).

Wir wollen also festhalten, dass es gerade die »Ausschaltung der Motorik« in einer analytischen Behandlung ist, die den Stellenwert des Leiblichen für den analytischen Prozess unterstreicht, und zwar gerade dort, wo nicht körpertherapeutisch im engeren Sinn gearbeitet wird. Die freie Assoziation braucht den Körper – die analytische Grundregel sollte deshalb um den Einbezug zwischenleiblicher Prozesse erweitert werden (vgl. Leikert, 2019, Kapitel VII).

Der Körper wird in der psychodynamischen Behandlung nicht nur dort relevant, wo er auf der Couch liegt oder »agiert«. Auch in modifizierten analytischen Behandlungssettings ist ein Blick auf den Körper einzubeziehen, wenn auch die Grundbedingung sich unterscheidet, sobald nicht im Couch-Setting gearbeitet wird. Nicht nur die Motorik, sondern auch der mimische Austausch ist ja dort suspendiert, sodass ein basaler körperbezogener Unterschied im Setting darin besteht, dass im Gegenübersitzen Blickkontakt besteht. Das bedeutet auch, dass Körperhaltungen und deren Wechsel von direkterer Bedeutung ist als im klassischen analytischen Setting – wenn auch dort natürlich bedeutsam sein kann, wie eine Analysandin ihre Liegeposition während einer Stunde verändert, wann sie friert, unruhig wird etc. Mimik und Gestik rücken im Gegenübersitzen mehr ins Zentrum, das Gespräch nähert sich dadurch etwas mehr dem an, was in einer Alltagskommunikation den Gedanken- und Redefluss steuert.

Neben dieser allgemeinen und grundlegenden Bedeutung der Körperlichkeit in Psychotherapien kann es im Besonderen natürlich um Körpersymptome gehen. Wir haben zuvor eine entsprechende »Nosologie« vorgeschlagen und zur Vorsicht gemahnt, Körpersymptome allein oder vorrangig inhaltlich auszudeuten.

Gerade wenn sich körperliche Symptome bzw., basaler formuliert, Phänomene in einer Stunde zeigen bzw. sich der körperliche Zustand und dessen Erleben aufseiten einer Patientin im Verlauf verändert, ist die Voraussetzung dafür geschaffen, etwas daran zu verstehen (wenn etwa Herrn C. in einer Stunde übel werden sollte). Das betrifft dann selbstverständlich nicht allein denjenigen Körper, wie er auf der Couch liegt, mit ausgeschaltetem Blickkontakt zwischen Patient und Analytiker, und dessen Triebgeschehen sich den Assoziationen und Fantasien vermitteln soll.

Allgemein ist zu sagen, dass es neben einer prozessualen Perspektive auf das, was sich körperlich in einer Behandlungsstunde zeigt, in erster Linie der relationale Blick darauf ist, der einen Verstehenszugang liefert: Ähnlich wie das szenische Verstehen (also das Involviertsein eines gleichschwebend aufmerksamen Analytikers in eine Beziehungsszene und dessen Reflexion; Argelander, 1967; Lorenzer, 1970; Überblick bei Storck, 2018d) grundlegend einen Zugang dazu bietet, was am Erleben eines Patienten (dynamisch) unbewusst ist, so können auch körperliche Phänomene in Übertragung und Gegenübertragung im Hinblick auf Szenisches betrachtet werden.

Übertragungsformen im Hinblick auf Negativität

Hinsichtlich der möglichen (typischen) Übertragungsformen in der Arbeit mit psychosomatisch erkrankten Patient*innen können wir an die Bemerkungen zur Negativität anschließen (siehe die Perspektive II). Dort war es darum gegangen, dass bestimmte Phänomene in der Symptomatik und erst recht in der (therapeutischen) Beziehungsgestaltung von einer Art Negativismus gekennzeichnet sind: Es imponiert die Zurückweisung von Bedeutung oder Beziehung (Küchenhoff, 2013 [2010]). Dies kann als hilfloser Versuch der Grenzsetzung und damit des Selbstschutzes gesehen werden, wenn auch um einen hohen Preis, nämlich den der (relativen) Beziehungs- und Entwicklungslosigkeit. Begreift man das Symptom als Mittel der Abgrenzung sowie des Schutzes vor Überflutung oder Grenzüberschreitung (auch in dessen kommunikativer Funktion; Küchenhoff, 2019), dann hat das Konsequenzen für das Verständnis von Übertragungsprozessen.

Einmal mehr kann an dieser Stelle darauf hingewiesen werden, dass die im Anschluss an Freuds Bemerkungen folgerichtige Annahme, es komme bei aktualneurotisch kranken Patienten zu keinen Übertragungsphänomenen, zu kurz greift; diese unterscheiden sich nur üblicherweise von Übertragungsphänomen bei neurotischen Störungen. Auch wenn unser Vorschlag einer Körper-Nosologie gezeigt hat, dass sich unter »psychosomatisches Symptom« Unterschiedliches und damit auch verschiedene psychodynamische Erscheinungsformen und Bedeutungen verbergen können, versuchen wir uns im Weiteren an einer Skizze wiederkehrender Übertragungsformen.

Die Stärke des psychoanalytischen Konzepts der Übertragung, nicht zuletzt für das klinische Arbeiten, liegt darin, dass darin beschrieben ist, wie sich unbewusste Aspekte des Erlebens an etwas anderes heften und auf diesem Weg in veränderter Form zum Bewusstsein gelangen können (vgl. Storck, 2020b). Die analytische Beziehung in einer Therapie ist dafür das beste Beispiel, auch weil Setting und Haltung der Analytikerin das Ausbilden von Übertragungsphänomenen begünstigen und diese in Richtung einer Übertragungsneurose (hier: im behandlungstechnischen, nicht im nosologischen Sinn) vertiefen sollen (vgl. Zepf & Hartmann, 2003). Mit dem Konzept der Übertragungsneurose ist hier gemeint, dass sich die (neurotischen) Symptome der Patientin auf die analytische Beziehung zentrieren sollen. Die Außenbeziehungen sollen davon entlastet sein und, als weiterer Vorteil, die Symptome sollen so präsent werden, damit sie einem Verstehen und einer Veränderung offenstehen. Es wird schließlich nicht abstrakt über etwas affektiv Fernliegendes gesprochen, sondern an etwas gearbeitet, was sich zwischen Patientin und Analytikerin zeigt.

Das Konzept der Übertragungsneurose ist dann ausgeweitet worden zum Gedanken einer Übertragungspsychose (Überblick bei Maier, 2006; Storck & Stegemann, 2021). Auch in Überlegungen zur Übertragung bei Patient*innen mit Persönlichkeitsstörungen (etwa Kernberg, 1996 [1975]) spielt ein ähnlicher Gedanke eine Rolle: In beiden Fällen geht es darum, dass sich spezifische Symptome in der analytischen Beziehung zeigen. Das kann auch für eine dann sogenannte Übertragungspsychosomatose (Kutter, 1993) Gültigkeit beanspruchen, jedoch, wie auch bei Psychose und Persönlichkeitsstörung, in einer besonderen Weise, nämlich gemessen an der Symptomatik, die sich in die therapeutische Beziehung vermittelt. Diese kann unterschiedlich sein, wir beschränken uns auf drei übergeordnete Bereiche der Übertragungspsychosomatose, nämlich erstens auf die Übertragung im Zusammenhang körperlicher Symptome als Ausdruck eines Dilemmas aus Nähesehnsüchten und Verschmelzungsängsten und zweitens auf die Entleerung der Übertragung von Affeken und drittens auf die Übertragung von Abwehr im Sinne einer Verwerfung des Anderen.

Übertragung körperlicher Symptome als Dilemma von Nähesehnsüchten und Verschmelzungsängsten

Im Sinne einer Übertragungspsychosomatose können die konkreten körperlichen Symptome Einzug in die therapeutische Beziehung halten, das heißt, etwas davon wird besonders prägnant in der Beziehung zum Analytiker auftreten und spürbar. Beispiele dafür können sein, dass Krankheitsängste im Zusammenhang des analytischen Arbeitens stärker werden, dass sich psychogene Schmerzen zeigen oder funktionelle Körperphänomene. Das liefert die Möglichkeit eines Verstehens: Eine Patientin etwa, die wiederholt im Verlauf der Stunde einen Harndrang verspürt, erlebt hier möglicherweise etwas körperlich, was mit Prozess und Beziehung zu tun hat. In anderen Fällen mag sich ein spontan auftretender Schmerz, ein Muskelzucken oder plötzlich auftretende Erschöpfung als Ausdruck des analytischen Arbeitens verstehen lassen.

Ferner kann es darum gehen, eine bestimmte Form der Beziehungsgestaltung als wichtiges Element der Symptomatik und damit auch als Teil einer Übertragungspsychosomatose zu begreifen. Versteht man einen allgemeinen Grundkonflikt psychosomatischer Erkrankungen (in seiner Allgemeinheit eben auch Ausdruck einer Unkonturiertheit des Konfliktgeschehens und der psychischen Struktur) als Ineinander aus Nähesehnsüchten und Verschmelzungsängsten (Storck, 2020c), dann wird deutlich, dass ein bestimmtes internalisiertes Modell von Beziehung leitend ist: Vor dem Hintergrund problematischer Entwicklungsbedingungen (siehe das Kapitel zur objekttheoretischen Ebene) herrscht unbewusst eine Erwartung vor, dass sich ein In-Beziehung-Sein oder eine emotionale Verbundenheit nur dann einstellen, wenn man einander gleicht, ungetrennt und ununterschieden ist. In so einer Erwartung wird Trennung oder Differenz bedrohlich, denn letztlich sind nur Extrempole ohne Zwischenstufen denk- und erlebbar: Entweder ist man einander gleich und auf diese Weise in Beziehung oder man ist unterschieden und damit absolut getrennt voneinander, sodass nur Einsamkeit und Isolation übrigbleiben. Das heißt nun auch, dass Beziehungswünsche zu etwas werden, in dem die Differenzierung zwischen Selbst und Anderem verloren gehen muss, Nähesehnsüchte drohen immer im Selbstverlust zu enden. Sie abzuwehren oder zu hemmen kann aber wiederum nur im anderen Extrempol enden, in der absoluten Abgrenzung, in der Unterschiedenheit »Begegnungslosigkeit« heißt.

Diese Dynamik kann sich in der Übertragung vermitteln – als Schwanken zwischen oder als Ineinander von einer sehr anklammernden, sehnsuchtsvollen Beziehungsgestaltung, in der sich jemand in die Hände des Anderen begibt und auf Autonomie und Aggression verzichtet, oder aber in einer radikal abgegrenzten, das heißt vor allem affektiv unlebendigen Art dem Anderen gegenüberzutreten.

Entleerung der Übertragung von Affekt

Neben der Vermittlung der Symptomatik (körperliche Symptome, Form des Affekt- und Beziehungserlebens), die im Wesentlichen Beziehung zu begrenzen und als affektiv bestimmte zu vermeiden versucht, kann sich auch eine stärker kompromisshaft gebildete Beziehungsdynamik in der Übertragungsbeziehung realisieren. Dann würde es darum gehen, dass sich zum einen als kompromisshafte Form der Beziehungsgestaltung das Beharren auf medizinischen Krankheitsfaktoren und/oder einer somatischen Diagnostik und Behandlung und zum anderen konkret das Körpersymptom als Grenzsetzung und Begrenzung der Beziehung im analytischen Kontakt zeigen – in beiden Fällen wäre das Geschehen ganz wesentlich zu verstehen als eine unbewusste Steuerung der Affektivität zwischen Patient und Analytiker. Im ersten Fall, dem eines bloß somatogenen Modells der Erkrankung und deren Behandlung, hieße das, die Bedürfnisse dem Analytiker gegenüber auf einer rationaleren Ebene zu belassen oder aber sie ganz auf andere Behandler und Behandlungsformen auszugliedern. Im zweiten Fall würde es darum gehen, etwas im Kontakt jeweils auch zurückzuweisen, etwa indem die persönliche Bedeutung der Analytikerin oder ihre Verstehensangebote gegenüber der Symptomatik als Ausdruck von Beziehungs- und Gefühlserleben abgewiesen wird.

Übertragung von Abwehr: Verwerfung

Das berührt einen weiteren Aspekt der Übertragungspsychosomatose, nämlich die Übertragung der Abwehr. Insbesondere Anna Freud (1982 [1936], S. 28) hat darauf hingewiesen, dass sich nicht nur die Trieb- oder die Verbotsseite unbewusster Konflikte in der Übertragung zeigen, sondern auch die Abwehr. Dann würde weniger auftauchen, was die Patientin vom Analytiker braucht oder erwartet, sondern der Kontakt wäre geprägt von den Wegen, dem Konflikt und seinen beiden Seiten (Triebwunsch und Verbot) zu entgehen.

Neben der Somatisierung ist die Verwerfung als zentraler Abwehrmechanismus bei psychosomatischen Erkrankungen beschrieben worden (Mcdougall, 1991 [1989]; Küchenhoff, 2012 [1989]; Leiser, 2007). Sie ist im Kontrast zur Verdrängung, bei der etwas »nur« aus dem bewussten Erleben ausgeschlossen wird, aber entstellt wieder Eintritt erlangen kann, dadurch gekennzeichnet, dass Objektvorstellungen in Gänze aus dem Bereich des Psychischen »herausgeworfen« werden, also eine Art von Auslöschung der inneren Repräsentanz, bewusst wie unbewusst (vgl. Freud, 1894a, S. 72). Zwar lässt sich diskutieren, ob es nicht auch eine Art von Wiederkehr des Verworfenen (zum Beispiel in der Paranoia) und somit eine dynamische Form der Verwerfung (Küchenhoff, 2012 [1989]) geben müsste, in den Grundzügen ist die Folge der Verwerfung aber, dass der Andere in der inneren Welt keine subjektive Bedeutung mehr erlangt. Das ist ein Weg, den oben beschriebenen Konflikt zwischen Nähesehnsüchten und Verschmelzungsängsten zu begegnen. Als Merkmal der Übertragungspsychosomatose würde das noch unterstreichen, dass eine der größten Herausforderungen in einer Behandlung darin besteht, für den Patienten ein auch affektiv (statt nur medizinisch) bedeutsamer Anderer zu werden.

Drei Bereiche kennzeichnen daher die Übertragungspsychosomatose: das Dilemma aus Nähesehnsüchten und Verschmelzungsängsten, auf Begrenzung des affektiven Kontakts abzielende Kompromissbildungen sowie die Folgen der Verwerfung als leitendem Abwehrmechanismus.

Übertragungsformen in Gestalt kurzer Vignetten gesprochener Rede darzustellen ist eine besondere Herausforderung, die es mit sich bringt, dass die hier angeführten drei veranschaulichenden Beispiele für die drei genannten Übertragungsformen etwas zugespitzt werden.

Übertragung im Dilemma zwischen Verschmelzung und Isolation

Die 52-jährige Frau D. ist seit etwa einem Jahr in analytischer Behandlung, die sie aufgesucht hat, weil sie unter chronischen Schmerzen leidet, die durch den Körper wandern und sich nicht allein als Folge eines einige Jahre zurückliegenden Bandscheibenvorfalls erklären lassen. In der bisherigen Behandlung sind die Verbindungen der Körpersymptomatik zum Beziehungserleben und der darin mobilisierten Gefühle zum Thema geworden. Die Beziehung zu ihrer Analytikerin ist zu einer stabilen Arbeitsbeziehung geworden, die anfangs von einer tendenziell überschwänglichen Hoffnung und Idealisierung geprägt gewesen, zunehmend aber ausgewogener geworden ist, sodass auch andere Affekte als Hoffnung und Dankbarkeit auftauchen.

In einer Stunde berichtet Frau D. davon, wie unmöglich sie es finde, dass ihre Kollegin an der Arbeitsstelle wegen eines grippalen Infekts eine ganze Woche lang zu Hause geblieben sei, wo doch so viel Arbeit zu tun sei. Die Kollegin habe ihr sogar noch am Telefon gesagt, dass es »so schlimm« gar nicht sei. Die Analytikerin sagt spontan dazu: »Die Kollegin wollte niemanden anstecken und sich erst ganz auskurieren.«

Frau D. wird daraufhin ärgerlich und äußert Unmut, wie die Analytikerin das sagen könne, wenn sie ihr doch so oft schon davon erzählt habe, dass sie die Arbeit allein nicht gut bewältigen könne und sich außerdem nicht so leicht bei Anderen anstecken würde. Sie sagt: »Das glaube ich jetzt nicht! Ich habe gerade das Gefühl, Sie haben mir über *Wochen* nicht zugehört. Und jetzt gerade auch nicht. Die Sabine sagt doch sogar noch, dass es nicht schlimm ist. – Puh. Also, das ist jetzt wirklich nicht so besonders einfühlsam. Dass Sie dasitzen und sagen, ja, so, als ob ich ihr noch dankbar sein sollte, dass sie mich allein lässt. Das ist echt so, als würden Sie das jemandem sagen, die Sie gar nicht kennen. Und die Sie nicht verstehen.«

Frau D.s heftige Reaktion ist verwunderlich, zunächst könnte man ja denken, dass es durchaus möglich ist, hier abzuwägen oder zumindest unterschiedliche Auffassungen nebeneinanderzustellen, ohne dass die Möglichkeit von Verstehen und Verständnis überhaupt infrage stehen. Allerdings lohnt es sich, sich vor Augen zu führen, was für Frau D. – vor dem Hintergrund ihrer Entwicklung und Beziehungserfahrungen – dieser Dissens emotional bedeuten mag: Dass sie und ihre Analytikerin, von der sie sich eigentlich verstanden fühlt und mit der sie so große Hoffnungen und Sehnsüchte verbindet, hier unterschiedliche Perspektiven einnehmen, ist für sie das Anzeichen eines drohenden Zusammenbruchs der Möglichkeit, auf einander bezogen zu sein. In einem Moment erfahrener Unterschiedlichkeit steht alles auf dem Spiel: Die Differenz ist vermeintlich ein Beleg für Unbezogenheit, nur mit Gleichheit könnte man in Beziehung stehen. Das unterstreicht auch, dass so ein Moment weder zu übergehen noch allein kommunikativ aufzuarbeiten ist, sondern auch darauf zu befragen ist, wie Frau D. die Beziehung erlebt, wenn sich Unterschiedlichkeit zeigt.

»Medizinische« Übertragung als Begrenzung des emotionalen Kontakts

Herr E. ist ein 25-jähriger Sportstudent, der an als hypochondrisch eingestuften Ängsten leidet, vor allem bereiten ihm gelegentliche Atemnot und eine von ihm als solche wahrgenommene Arhythmie des Herzschlags Sorgen. Im Anschluss an eine teilstationäre Behandlung hat er die Motivation für eine ambulante Psychotherapie aufbringen können, die in

Form einer Kurzzeittherapie zur fraglichen Indikationsstellung durchgeführt wird.

Sein tiefenpsychologisch fundiert arbeitender Therapeut erlebt Herrn E. als sympathisch und zugewandt, er scheint sich »auszuprobieren« im Hinblick auf die Introspektion und Erkundung möglicher Bedeutungen seiner Ängste und Empfindungen. Dabei wirkt er jedoch wiederholt auf eine Weise »charmant«, die vom Therapeuten als vermeidend erlebt wird. Nach wenigen Monaten der Behandlung wird ein Konflikt in der Partnerschaft Herrn E.s zum Thema, dabei konfrontiert sein Therapeut ihn damit, dass sein hohes Kontrollbedürfnis seine Partnerin unter Druck setzen könnte, sodass sein Bemühen darum, die Partnerin nicht zu verlieren, gerade das Gegenteil bewirken könnte. Im Zuge der Stunde hatte Herr E., für ihn ungewohnt, zu weinen begonnen und darüber gesprochen, wie belastend die Trennung seiner Eltern für ihn als Kind gewesen sei und wie er seitdem »einen Trennungstick« habe.

In der darauffolgenden Stunde berichtet Herr E. initial davon, dass er am zurückliegenden Wochenende den Kontakt zum ärztlichen Bereitschaftsdienst gesucht habe: »Freitagabend, da saß ich auf dem Sofa, allein, und mein Herz hat angefangen zu rasen. Einfach so. Kein aufregender Film, ich war auch ruhiger als vorher in der Woche, der Stress mit der Klausur war ja durch. Anna war zu ihren Eltern gefahren. Und dann dachte ich auf einmal: Ja, jetzt ist es wieder mit dem Herzen, es ist eben *doch* was da. Ich habe die Nummer vom Bereitschaftsdienst ja im Telefon gespeichert und bin dann hin. Auf dem Weg wurde es schon besser, im Taxi. Die haben mich dann kurz untersucht, Samstagmittag noch mal, erst mal war da aber nichts, haben sie gesagt. Aber ich habe ja beschrieben, dass diese Unregelmäßigkeit öfter mal da ist und dass ich gern noch eine weitere Meinung hätte, auch wenn die Kardiologin damals gesagt hat, es ist die Psyche. – Jedenfalls habe ich jetzt so eine Art Belastungstest. Dazu wollen die mich auch tagesklinisch aufnehmen, das ist in der kommenden Woche, da müsste ich dann auch hier die Stunde absagen. Ich hoffe, das ist okay, aber das ist mir jetzt halt einfach wichtig, das mal ein für alle Mal zu klären.«

Therapeut: »Das klingt jetzt für mich gerade so, als würden Sie nicht denken, dass es für uns dabei auch etwas zu besprechen geben könnte.«

Patient: »Also, wir können gern darüber sprechen, aber ich meine, ich habe ja gemerkt, dass etwas nicht okay ist. Und, mit Verlaub, eine Arhythmie können wir ja jetzt durch ein Gespräch nicht heilen. Das möchte ich eben erst klären.«

T.: »Sicher, das denke ich auch, es ist wichtig, dass Sie wissen, ob Ihr Herz gesund ist oder nicht. Mich verblüfft nur, dass Sie das, was am Wochenende war, so ganz klar und einzig als eine Frage für die Kardiologie erleben. Und sogar noch unsere Stunde absagen. Das gehen Sie ja schon ein bisschen auf Abstand zu mir und zu unserer Arbeit und zu allem, wobei die Ihnen helfen könnte. Ich frage mich, ob das etwas mit unserer letzten Stunde zu tun haben könnte, in der viel emotionale Nähe da war – und jetzt gibt es so eine Gegenbewegung dazu …«

Übertragung in Folge der Verwerfung

Herr F. ist ein 60-jähriger selbstständiger Unternehmer. Im Kontext beruflicher Misserfolge und Fehlinvestitionen haben sich bei ihm depressive Symptome entwickelt (Selbstanklage, sozialer Rückzug, Verlust von Freude an Aktivitäten). Es entsteht außerdem der Verdacht einer durch berufliche Erfolge lange Zeit kompensierten strukturellen Beeinträchtigung im Sinne der Affektwahrnehmung und -differenzierung sowie dem Eingehen vertiefter emotionalen Beziehungen zu Anderen. Erst im Verlauf der probatorischen Sitzungen berichtet er, wie beiläufig, von einer atypischen Neurodermitis, die »die Ärzte seit Jahrzehnten vor Rätsel stellt«. Zusammenhänge zwischen Hautreaktionen und psychosozialen Faktoren negiert er zunächst. Nachdem sich auch für Herrn F. herausstellt, wie stark seine emotionale Belastung ist, kann eine Behandlungsvereinbarung getroffen werden.

Nach einer einleitenden Kurzzeittherapie wird eine analytische Behandlung, dreistündig im Liegen, eingeleitet. Darin zeigt sich wiederholt eine Figur, in der Herr F. sowohl seinen Körper als auch andere Personen, einschließlich seiner Analytikerin, in ihrer emotionalen Bedeutung nahezu vollkommen »auszublenden« scheint. Er berichtet von seiner Arbeit oder von sportlichen Betätigungen so, als wäre darin weder ein körperliches Bedürfnis, eine Überforderung oder auch nur eine Empfindung enthalten und schon gar nicht als etwas, was sich seiner planerischen Kontrolle entzieht. Ganz ähnlich wirken seine Schilderungen von Beziehungen, in denen er sich im Verlauf der Behandlung authentisch überrascht davon zeigt, dass seine Partnerin und Bekannte sich von ihm übergangen fühlen. Auch im Hinblick auf die Analytikerin vermittelt sich dieses Phänomen: Stundenabsagen erfolgen ähnlich wie über ein Sekretariat zur Kenntnis gegebene Terminänderungen, in den Stunden fühlt sich die Analytikerin unlebendig und hat die Fantasie, kaum mehr als ein Einrichtungsgegenstand zu sein, wenn Herr F. Interventionen nicht bloß ausweicht, sondern diese kaum Wirkung oder Einfluss auf das haben, worüber er spricht.

Hier ist nur scheinbar keine Übertragung am Werk – vielmehr geht es gerade um die Übertragung einer Beziehungsabwehr bzw. darum, dass die Verwerfung des Anderen in die Übertragungsbeziehung Einzug erhält. Herr F. setzt in Szene, wie er Andere als emotional bedeutsam aus sich »herauswirft«. Dabei handelt es sich um einen Abwehrvorgang, der sich hier als Behandlungswiderstand zeigt, allerdings nicht als das Fehlen einer Übertragung, sondern als Übertragung eines Fehlens der emotionalen Bedeutung des Anderen.

Leiblichkeit in der Gegenübertragung und Gegenübertragungsaffekte

In der Konzeptgeschichte der Psychoanalyse lässt sich gut beobachten, wie die Entwicklung, Weiterführung und Differenzierung der Gegenübertragung auf solche zur Übertragung jeweils mit einer gewissen Latenz folgt. Das zeigt sich beispielsweise in der Kennzeichnung beider Prozesse als hilfreich für analytisches Arbeiten oder auch im Wandel des Bezugs der Übertragung zum Agieren hin zur Bedeutung der Gegenübertragung im Enactment

(Überblick bei Storck, 2013). Auch für die Rolle der Körperlichkeit in Übertragung und Gegenübertragung zeigt sich dieses Latenzphänomen in der Konzeptentwicklung.

Erst in jüngerer Zeit finden sich daher in der Breite psychoanalytische Arbeiten zur leiblichen Gegenübertragung (Storck, in Vorb. c), so im Zusammenhang des Embodiments bei Marianne Leuzinger-Bohleber und Rolf Pfeifer (1998, S. 900ff.), im Anschluss an Leiblichkeitskonzepte bei Jörg Scharff (2010) und Sebastian Leikert (2019) oder auch bei Dieter Rau-Luberichs (2016) im Kontext der therapeutischen Beziehung. Dabei bietet es sich an, zum einen auf das Konzept des szenischen Verstehens (Argelander, 1967; Lorenzer, 1970), zum anderen auf das Konzept der projektiven Identifizierung (Bion, 2013 [1959]) zu rekurrieren und beide im Hinblick auf Körperlichkeit darin genauer zu befragen.

Das Konzept des szenischen Verstehens gibt eine wichtige Antwort auf die Frage, in welcher Weise im analytischen Arbeiten Unbewusstes zugänglich gemacht werden soll bzw. worauf der Analytiker seine Verstehenshypothesen gründet. Vereinfacht gesagt: Weil der Analytiker Teil einer der verschiedenen Szenen ist, die den Patienten biografisch und aktuell umtreiben, und weil angenommen wird, dass diesen verschiedenen Szenen zumindest im Fall psychischer Erkrankung ein gemeinsames Muster unterliegt (Lorenzer: »situative Struktur«), kann der Analytiker in der Reflexion derjenigen Szene, an der er teilhat, Ideen dazu entwickeln, was diese und auch andere Szenen für den Patienten strukturiert, was ihnen als Gemeinsames unterliegen könnte. In diesem Zusammenhang steht auch die Forderung Joseph Sandlers (1976), der Analytiker solle eine Bereitschaft zur Rollenübernahme in die Behandlung mitbringen, was bedeutet, sich in die Szenen verwickeln zu lassen, die ein Patient nicht benennen kann, dafür aber umso mehr in Szene setzen muss.

In einem anderen konzeptuellen Rahmen, den Folgerungen nach aber sehr ähnlich, steht das Konzept der projektiven Identifizierung, wie es insbesondere Bion (2013 [1959]) behandlungstechnisch ausformuliert hat. Projektive Identifizierung kann sich auf Entwicklungsprozesse, auf Abwehrformen und auf Behandlungstechniken beziehen, wobei alle drei miteinander verbunden sind (Frank & Weiß, 2007).

Behandlungstechnisch ist der Gedanke entscheidend, dass eine Patientin unerträgliche Aspekte ihrer inneren Welt (projektiv) nach außen bringt (im Wesentlichen Affektzustände oder Aspekte der Selbstrepräsentanz), dies aber bereits mit dem Ziel, den Anderen damit zu erreichen. Dies tut sie sowohl in dem Anliegen, ihn zu kontrollieren, als auch, der Andere möge damit etwas anstellen, was die Affekte für beide erträglicher macht. Im Besonderen meint projektive Identifizierung dann, dass die Analytikerin, die die Projektionen erreichen, sich mit diesen identifiziert, sie dann identifiziert und vorverdaut der Patientin zurückgibt. Das hat sowohl entwicklungspsychologisch als auch bezogen auf Veränderungsprozesse in einer analytischen Therapie einen hohen Stellenwert, denn damit ist beschrieben, wie eine psychische Funktion (in erster Linie: der Regulierung) zunächst interpersonell gesucht und zur Verfügung gestellt, dann sukzessive internalisiert und somit zu einer intrapsychischen Funktion wird, also beispielsweise das Vermögen zu entwickeln, Affekte innerlich regulieren zu können.

Klinisch ist die projektive Identifizierung damit nicht zuletzt etwas, was der Analytikerin auf unmittelbare Weise die Not der Patientin vermittelt. Dies unterscheidet nach wie vor eine analytische Behandlung von anderen Therapieformen: Das Durchschreiten einer persönlichen emotionalen Krisenerfahrung in der Behandlung wird zum Weg des Verstehens und Veränderns genommen.

Beides, szenisches Verstehen und projektive Identifizierung, lassen sich nun »körperlich« lesen. In beiden Fällen geht es schließlich darum, Konzepte dafür bereitzustellen, wie das gespürt und verstanden werden kann, was ein Patient kommuniziert, ohne es in Worte fassen zu können. Dabei lässt sich dann sowohl von »Körper-Szenen« sprechen als auch eine Perspektive einnehmen, in der sich der Analytiker ebenfalls körperlich rezeptiv für die Aufnahme der Projektion zur Verfügung stellen soll.

Damit ist aber ein Problem des Projektionsbegriffs berührt, dessen Aufklärung hier möglicherweise auch das Konzept leiblicher Gegenübertragung (vgl. etwa Leikert, 2021; Lemma, 2018 [2015]; Rau-Luberichs, 2016; Volz-Boers, 2007) weiterzuführen hilft. »Projektion« ist ein Konzept, das einen (Abwehr-)Mechanismus beschreibt, der sich einzig an den psychischen Repräsentanzen in der Erlebniswelt eines Individuums abspielen kann. Etwas Unerträgliches loswerden zu wollen, kann daher nur heißen: es nicht mehr als Teil des Selbst (genauer: im Umfeld der Selbstrepräsentanz) zu erleben, sondern als Teil einer Objektrepräsentanz. Das ist es, »wohin« das Unerträgliche projiziert wird. Weshalb dann ein Konzept wie das der projektiven Identifizierung auch in interpersoneller Hinsicht bzw. bezogen auf affektive Austauschprozesse von Bedeutung sein kann, hat damit zu tun, dass sich infolge der Projektion das weitere Erleben und Verhalten des Individuums, das auf diese Weise Selbst- und Objektrepräsentanzen verändert hat, gegenüber dem Anderen verändern wird. So vermittelt sich dem Gegenüber etwas davon, was das Individuum mit seiner Vorstellung von diesem Gegenüber angestellt hat (vgl. Storck, 2020b, S. 85).

Konkret bezogen auf die Körperlichkeit in der projektiven Identifizierung würde sich daraus wiederum die Folgerung ergeben, dass ein Patient der Analytikerin zwar nicht seine Körpersymptomatik projektiv »zuschiebt«, aber seine affektive Kommunikation etwas davon vermittelt, was psychisch nicht zu halten und zu regulieren ist. Öffnen sich sowohl Patient als auch Analytikerin genügend für ein Zulassen von Spannung und Überwältigung, dann wird die Analytikerin als Teil des Beziehungsgeschehens auch etwas von der psychischen Überwältigung erreichen, mit dem Ergebnis einer körperlichen Reaktion darauf, also etwa ein Engegefühl im Brustkorb, diffuse Unruhe, bleierne Müdigkeit oder anderes.

> Die 33-jährige Frau F. beginnt eine analytische Behandlung, weil sie durch starke »Stimmungstiefs« belastet ist, die sie selbst nicht verstehe. Zwar gebe es mit ihrer Partnerin gelegentlich Konflikte, die ihr vorwerfe, sich zu sehr anzupassen (im Verhältnis zu ihren Eltern, am gemeinsamen Arbeitsplatz in der Krankenpflege in einem großen Krankenhaus) und Konflikten aus dem Weg zu gehen, aber alles in allem sei ihr Leben »schon ganz in Ordnung« so. Frau F. beschreibt die Symptome eines somatischen Syndroms im Rahmen einer depressiven Episode: Sie könne nicht gut schlafen, komme morgens »nicht aus dem Bett«, sei niedergedrückter Stimmung, ohne Appetit und ohne sexuelles Verlangen. Das sei seit einigen Monaten so, sei aber »wie aus dem Nichts« gekommen. Auch habe sie an sich beobachtet, dass sie froh sei,

wenn sie im Krankenhaus nur wenig mit den Kolleg*innen zu tun habe und auch aus den Patientenzimmern schnell wieder verschwinden könne. Sie sei »richtig erleichtert«, wenn sie nach der Arbeit wieder nach Hause komme und wolle dann auch nichts mehr unternehmen.

Für die Analytikerin ist lange Zeit in der Behandlung nur wenig einfühlbar und erklärlich, wie Frau F.s Belastungen zustande kommen. Auch biografische Bezüge wie die Trauer um den Verlust der geliebten Großmutter im Jugendalter oder erste sexuelle Erfahrungen in einem Austauschjahr in den USA bleiben psychodynamisch wenig ertragreich. Nach einigen Monaten berichtet Frau F. in einer Stunde davon, wie als Kind in ihrer Familie Weihnachten gefeiert worden sei. Sie schildert die Rituale, die Aufregung, die sie und ihr älterer Bruder gespürt haben, wie an den unterschiedlichen Festtagen jedes Jahr die gleichen Verwandten zu Besuch gekommen seien und man die gleichen Gerichte gegessen bzw. Restaurants besucht habe. Der Ton ihres Berichts ist neutral, alles wirkt etwas »plauderig«.

Die Analytikerin wird plötzlich von einem Gefühl der Atemnot und Beklemmung erreicht, das so intensiv wird, dass sich ihre Atmung verändert und sie kurz die Fantasie hat, sie müsse die Stunde abbrechen, aus dem Raum gehen und womöglich einen Kollegen in der Praxis bitten, den Notarzt zu rufen. Nach wenigen qualvollen Minuten legt sich das Phänomen. Frau F. hat die Veränderung in der Atmung der Analytikerin bemerkt und fragt nach, ob alles in Ordnung sei. Die Analytikerin sagt: »Ja, ich denke schon. Als ich Ihnen eben zugehört habe, blieb mir die Luft weg – und ich frage mich jetzt, ob das auch etwas damit zu tun haben könnte, worüber Sie gerade gesprochen haben.«

Frau F. denkt nach, äußert dann aber keine Einfälle, für sie sei die Schilderung »ganz normal« gewesen: »So war es eben, es war ein Ritual über vier Tage.«

Die Analytikerin geht ihren Empfindungen nach und gelangt zum Bild einer erdrückenden Enge; sie entwickelt die Verstehenshypothese, dass das familiäre »Ritual« der Familie, wie Frau F. es beschreibt, vor allem durch strenge Vorgaben und Kontrolle geprägt gewesen sein könnte, in der

> Abweichungen vom »Protokoll« angstbesetzt waren. In den folgenden Stunden bringt sie Aspekte davon ein und das zuvor als überaus »blande« beschriebene familiäre Klima wird nun auch unter dem Aspekt einer Angst vor Kritik, Ausgestoßenwerden oder Abweichung betrachtbar.

Der Prozess wird verstehbar als eine sich in die leibliche Gegenübertragung vermittelnde projektive Identifizierung. Frau F. kommuniziert eine emotionale Atmosphäre, ohne diese selbst zu spüren oder reflektieren zu können. Die Analytikerin ist unmittelbar davon erreicht – in dem, was Heinrich Racker (1988 [1959]) konkordante Identifizierung in der Gegenübertragung genannt hat – und kann in der Folge zum Teil innerlich, zum Teil gemeinsam mit ihrer Patientin erkunden, was hier bisher noch nicht gesagt werden konnte und doch die biografische und unter Umständen auch die aktuelle Lage beeinflusst.

Solche Prozesse der projektiven Identifizierung in der Zwischenleiblichkeit der therapeutischen Beziehung können als Versuch gedeutet werden, unerträgliche Spannungszustände im Körperselbst abzuwehren (vgl. Leikert, 2019, Kapitel V). Für die Analytikerin gilt es hier, zunächst Verantwortung für das eigene Körperselbst zu übernehmen und es durch systematische Aufmerksamkeit zu »entgiften«. Erst wenn dieser regulative Prozess in der Analytikerin erfolgt ist, kann der in der Gegenübertragung wahrgenommene Körperzustand mittels Spiegelreaktion ausgedrückt werden, um eine Verbindung herzustellen zu den unaushaltbaren Körperzuständen aufseiten der Patientin. Ein solches stufenweises und nicht intrusives Vorgehen ermöglicht es, das implizite Beziehungswissen aufzudecken, ohne die fragilen Selbstgrenzen der Analysandin anzugreifen. Erst wenn dadurch die Voraussetzungen zur Reverie wiederhergestellt sind, kann der inhaltliche Deutungsprozess ansetzen, ob es sich bei der leiblich-affektiven Reaktion der Analytikerin um eine konkordante Gegenübertragung (Identifikation mit Selbstanteilen der Patientin) oder eventuell auch um eine komplementäre Gegenübertragung (Identifikation mit den Objekten der Patientin) handelt (vgl. Gumz & Storck, 2018) – nachdem in der Reflexion geprüft wurde, dass es sich nicht um eigene Übertragungen der Analytikerin selbst handelt.

Fragen der Deutungstechnik

Ausgehend von Freuds Skepsis gegenüber der Behandelbarkeit der Aktualneurosen haben wir seine Einwände entkräftend herausgestellt, dass ein differenzierter Blick auf das den psychosomatischen Störungen zugrunde liegende Konfliktgeschehen (Nähesehnsüchte versus Verschmelzungsängste) sowie auf die Übertragungsformen und Gegenübertragungsaspekte vonnöten ist. Daraus ergibt sich auch ein spezifischer Blick auf die Interventions-, besonders auf die Deutungstechnik.

Wir sind bereits darauf eingegangen, dass eine vorrangig inhaltsorientierte Deutungstechnik bezüglich der Arbeit mit körperlichen Symptomen oft wenig hilfreich erscheint, auch wenn eine vollkommen »inhaltsleere« Form weder sinnvoll noch möglich ist. Demgegenüber tritt ein Deutungsverständnis in den Mittelpunkt, das unter Bezeichnungen wie »ungesättigte Deutung« (Will, 2016) oder »Prozessdeutung« (Plassmann, 1996; 2016) diskutiert wird. Bei diesen Auffassungen ist zentral, dass die Deutung sich zum einen auf Prozesshaftes richtet (etwa die Verarbeitungsmodi oder Wechsel in Stimmungen) und zum anderen ihre Bedeutung selbst wesentlich als *Teil eines Prozesses* erhält. Dies zeigt sich besonders darin, dass sich der Wert oder die Triftigkeit einer Deutung daran bemisst, was auf sie folgt: ob ein Patient im Anschluss daran einen anderen Zugang zu seinem Erleben hat als vorher oder nicht (Storck, in Vorb. a).

Im Besonderen lässt sich das für die Übertragungsdeutung beschreiben (vgl. auch Tuckett, 2020 [2019], für den Vorschlag einer Differenzierung zwischen benennender und konstruierender Übertragungsdeutung). In Anerkennung der prozessualen Wirkung der Deutung wäre eine Übertragungsdeutung dann sinnvoll, wenn keine Übertragung in Gang kommt bzw. gehemmt ist, und sie würde dazu dienen, Übertragung zu ermöglichen. Die Übertragung hätte dann die Übertragung zum *Ziel*, nicht als ihren Gegenstand (außer eben in negativer Hinsicht, als Übertragung eines Beziehungsmusters, das im Wesentlichen hemmend ist). Anders gesagt: Dort, wo es eine affektiv lebendige Übertragung gibt und diese ihren Zweck erfüllt, nämlich etwas ins Erleben zu bringen, das einer solchen »Anheftung zur Übertragung« (Freud, 1900a, S. 269) bedarf, wäre der Prozess ja bereits initiiert.

Das wiederum hat dann eine besondere Bedeutung für die Arbeit mit psychosomatisch erkrankten Patient*innen bzw. im Verstehen und Deuten körperlicher Symptome (vgl. auch Kobylinska-Dehe, 2019, zur »Reverie-Deutung«). Wenn es in den vorrangigen Übertragungsformen auch darum geht, dass das Erleben einer affektiv lebendigen Beziehung zu einem vom Selbst unterschiedenen Gegenüber beeinträchtigt ist, dann wäre eine leitende Aufgabe in der Deutungsarbeit, die Möglichkeit zu schaffen, sich nicht nur trotz, sondern gerade aufgrund der Getrenntheit vom Anderen als zu diesem in Beziehung stehend erleben zu können. Dabei ist für die Analytikerin zum einen zu beachten, dass die Resultate der Verwerfung schwer zu überwinden sind und dass es ähnlich wie in der Arbeit mit psychotisch erkrankten Patient*innen wesentlich darum geht, sich selbst als Objekt (wieder) ins Spiel zu bringen. Zum anderen ist zu bedenken, dass manchmal unmerklich Bemerkungen, die die Getrenntheit und Unterschiedenheit zwischen Patientin und Analytiker andeuten, als existenziell bedrohlich erlebt werden können. Herrscht nämlich unbewusst eine Erwartung vor, dass Unterschiedenheit bedeutet, auf ewig ohne Aussicht auf Kontakt oder Begegnung zu sein, dann muss jedes Anzeichen dafür als Ankündigung absoluter und unwiederbringlicher Trennung befürchtet werden (Storck, 2020c).

Auf der Ebene der Interventionstechnik geht es dann neben einer Beachtung der »Mikrokrisen« von Trennungserwartung aufseiten des Patienten um eine Akzentuierung der Bezogenheit gerade auch noch in der Unterschiedenheit. Das bedeutet auf der Ebene der Haltung, eine haltende Funktion beizubehalten, und zwar auch dort, wo exploriert oder konfrontiert wird. Auf der Ebene der verbalen Kommunikation ist eine Art von Benennung hilfreich, die man als »empathische Perspektivierung« bezeichnen könnte: Interventionen haben dann eine Form wie »Wenn ich Ihnen zuhöre, dann stelle ich mir vor, dass …« oder »Auf mich wirkt das, was Sie berichten, …«. Damit wäre jeweils unterstrichen, dass sich die Analytikerin aus ihrer Position heraus ein Bild vom Innenleben (oder dem Verhalten) ihres Patienten macht. Dies kann auf den Weg zu bringen helfen, dass es dem Patienten möglich wird, (relative) psychische Getrenntheit und Differenz nicht als Zeichen der Beziehungslosigkeit, sondern gerade als beziehungsstiftend und -vertiefend zu erleben.

Herr G. ist 50 Jahre alt und arbeitet seit einem Jahr mit seiner Analytikerin in einer hochfrequenten Behandlung. Der verheiratete Sozialpädagoge beschreibt, wie er sich – zeitlich zusammenfallend mit dem Auszug der beiden Kinder – seit einigen Monaten erschöpft fühle und zu nichts mehr Lust habe. Außerdem sei bei ihm neben einem bekannten Bluthochdruck ein Reizdarmsyndrom diagnostiziert worden. In der bisherigen Arbeit ist die belastete Partnerschaft Herrn G.s zum Thema geworden: Nachdem seine Frau erst mitfühlend und fürsorglich mit ihm umgegangen sei, habe er seit Kurzem das Gefühl, sie werfe ihm geradezu vor, dass es ihm nicht gut gehe. Das kränke ihn und es komme zu Konflikten, die er zum Teil »kleinredet«, zum Teil aber auch passiv-aggressiv beantwortet, beispielsweise mit dem »Vergessen« gemeinsam geplanter Vorhaben.

In einer Stunde berichtet er von einem solchen Konflikt mit seiner Ehefrau: »Kim hat halt beim Frühstück gesagt, wie sehr sie sich darauf freut, am Samstag zu ihrem Bruder zu fahren, dort im Wald ein bisschen spazieren zu gehen, dann das Essen, und so. Dass sie sich auf den Ausflug mit mir freut. Und dann war eben klar, dass ich mir das Treffen mit ihrem Bruder nicht eingetragen hatte. Das war ja auch nicht weiter schlimm, ich nehme mir gerade ja eh nichts anderes vor. Aber ich hatte es eben vergessen und habe ihr gesagt: ›Weißt du, ich muss halt schauen, wie es mir Samstag geht. Wenn meine Verdauung wieder verrücktspielt, dann will ich nicht so lange im Auto sitzen – dann fährst du lieber allein.‹ Und Kim gleich so: ›Ach, na, das ist ja wieder super!‹ Mit dieser Stimme, die so richtig fies ist.

Ich meine, ich schleppe mich die Woche lang irgendwie zur Arbeit und das ist da ja auch nicht gerade eine Erholung, in der Wohngruppe und alles. Muss ich ihr denn wirklich jedes Mal erklären, was es mich kostet, mich aufzuraffen morgens? Ich habe ihr dann gesagt, vielleicht auch ein bisschen lauter: ›Ja, entschuldige bitte, dass ich krank bin, ich werde einfach aufhören krank zu sein, damit du Arme es nicht so schwer hast!‹ Und dann ging das halt so weiter, Kim dann so: ›Weißt du was? Ich glaube, du ruhst dich ganz schön darauf aus, seit du jetzt die Diagnose bekommen hast – und dann kommt das immer, wenn du zu etwas keine Lust hast, ja, ach, ich habe es ja sooo schwer. Ich kann das nicht mehr hören! Jetzt fang halt mal an, was zu verändern! Und krieg' den Hintern hoch. Echt jetzt.‹ Ich habe ihr dann gesagt, wir brechen das Gespräch mal besser ab – wenn sie nur darauf aus ist, mich fertigzumachen, so richtig feindselig.« Jetzt schweigt Herr G. länger.

Analytikerin: »Feindselig?« *(Explorieren der Zuschreibung)*

Patient: »Ja. Da werde ich noch angegriffen dafür, dass es mir nicht gut geht!« *(Bekräftigung der Lesart als Feindseligkeit)*

A.: »Das hat sich so hochgeschaukelt, in den letzten Wochen, zwischen Ihnen beiden – aber auch in Ihnen. Wie könnte Kim es denn noch gemeint haben, den ›Hintern hochkriegen‹?« *(Anregung zur Mentalisierung)*

P.: »Ja, dass ich halt nicht so viel auf der Couch rumliege am Wochenende. Als ob ich mir das nicht verdient hätte nach der Woche!« *(Bemerkung auf der Handlungsebene: Den Hintern hochkriegen bedeutet, von der Couch aufzustehen.)*

A.: »Wenn Kim Sie aktivieren will, kommt es bei Ihnen so an, als würde sie Sie fertigmachen – und es geht irgendwie verloren, dass Kim sich wünscht, mit Ihnen gemeinsam etwas zu unternehmen.« *(Anbieten einer alternativen Sicht, Konfrontation)*

P.: »Das muss sie dann aber anders sagen! Wer sagt denn zu jemandem: Ich finde dich scheiße, wenn er eigentlich meint: Ich möchte etwas mir dir zusammen machen? – Puh, ja. Egal jetzt. Wir waren dann ja da. Eigentlich will ich gar nicht drüber reden, Sie merken ja, wie ich mich aufrege. Das tut mir nicht gut. – Was war sonst noch? Ich habe jetzt die Teile für das Vogelhäuschen bestellt, das ich bauen will. Da ging dann aber am Wochenende nichts mehr, das kann ich nur machen, wenn ich ausgeruht bin. Aber es kriegt so Wellblechpappe über den Giebel, da habe ich eine bestellt, die nicht nach einem Winter schon wieder runter muss.«

A.: »Mich überrascht, wie schnell Sie das jetzt abgehakt haben. Jetzt sind Sie bei etwas so ganz Handwerklichem.«

P.: »Ja, was soll man denn noch sagen? Kim und ich haben uns dann im Auto auf der Fahrt gesagt, dass wir uns nicht streiten sollten, dafür ist die Zeit zu schade. Und damit ist es jetzt doch auch erledigt. Ich muss sehen, wie ich wieder auf die Füße komme, und sie hat mit der Umstrukturierung bei der Arbeit ja auch genug zu tun. Ach ja, und die Lena ist jetzt an der Uni ganz gut angekommen, hat sie gestern noch geschrieben. Sie meint, es war total die richtige Entscheidung mit München.«

A.: »Könnte es sein, dass Sie mir gerade zu verstehen geben, dass Sie nicht können, hier in unserer Arbeit ›auf der Couch‹, und dass ich sozusagen den Waldspaziergang und das Essen ohne Sie machen soll?« *(Übertragungsdeutung: Deutung, die die Übertragungsandeutungen aufgreift und mobilisiert, bevor das Angesprochene wieder zugedeckt wird.)*

P.: »Wieso das denn?«

A.: »Sie haben entschieden, dass das Thema beendet ist. Weil sie auf die Füße kommen wollen – statt auf der Couch zu liegen und mit mir genauer anzusehen, was bei Ihnen los ist. Das ist ein bisschen so, wie wenn Sie Kim sagen: Fahr besser allein.«

P.: »Meinen Sie jetzt wirklich, dass ich hier nicht mitarbeite? – Das trifft mich, ich meine, ich komme seit einem Jahr her. Und jetzt habe ich das Gefühl, Sie wollen, dass ich mich noch mehr anstrenge.«

A.: »Wenn ich Ihnen zuhöre, merke ich schon, dass Sie in Not sind, und auch, dass Sie sich aufraffen, damit es nicht so bleibt, wie es ist – aber bei mir kommt auch der Teil von Ihnen an, mit dem Sie etwas vermeiden, mich auf Abstand halten. Und dann erleben Sie mich wie Kim als fordernd und unempathisch, wenn ich das anspreche.«

In der Vignette wird die Übertragung auf eine Weise angesprochen, die das vom Patienten als Beziehungsmuster Berichtete auf die Behandlungsbeziehung zentriert. Das scheint deshalb nötig, weil sich auch die Vermeidung einer Beziehungsklärung sowohl im Bericht Herrn G.s darüber, wie der Konflikt mit seiner Partnerin weiter verlaufen ist, als auch in der Art des Berichtens in der Stunde zeigt – nämlich als ein »Abhaken« und ein Themenwechsel auf weniger »beschwerliche« und handwerklichere Dinge. Die Übertragungsdeutung ist hier nützlich, weil so ein Prozess möglich werden kann, der ansonsten blockiert bleibt.

Psychodynamische Körperpsychotherapie

Nur sehr am Rand können wir in diesem Buch die Frage berühren, in welcher Weise der Körper nicht nur auf symptomatischer und repräsentatorischer Ebene in eine psychodynamische Therapie einbezogen wird, sondern auch konkret interventorisch, also auf der Ebene körpertherapeutischer Interventionen. Diese Frage begleitet die Psychoanalyse seit Beginn an. Seitdem haben sich verschiedene Konzepte entwickelt (Überblick bei Geißler & Heisterkamp, 2013; Geißler, 2017).

Zeitgenössische psychoanalytische und psychodynamische Körperpsychotherapie rekurriert insbesondere auf die Konzeption eines impliziten Beziehungswissens (Stern & BCPSG, 2012), das sich auch bzw. sogar in erster Linie jenseits oder neben der Sprache äußert und in dieser Form auch in die Behandlungsbeziehung hineinwirkt (vgl. etwa Bettighofer, 2007, zur »interaktionellen Übertragung«).

Dabei spielen zum einen körperliche bzw. leibliche Aspekte von Entwicklung und Therapie eine Rolle, wie sie an vielen Stellen unserer Darstellung bereits angesprochen wurden, zum anderen aber auch konkret körperpsychotherapeutische Interventionen. Auch hier können Interventionen, die Patient*innen konkret im Hinblick auf ihr aktuelles leibliches Empfinden in der Stunde befragen, von solchen unterschieden werden, die im engeren Sinn körpertherapeutisch sind, also in einer Art der Körperarbeit bestehen. Hier fügt etwa Peter Geißler (2017) den »Handlungsebenen« konkrete Interaktion, Körperwahrnehmung-Bewegung, Augenkontakt, stimmlicher Ausdruck und Nähe/Distanz als Elemente einer Psychotherapie im engeren Sinn die stärker physiotherapeutischen Ebenen »körperliche Berührung« sowie »intendierte körperlich-szenische Interaktion« hinzu.

Perspektive III: Mentalisierte Alterität

Eine Möglichkeit, das hier Dargestellte zusammenfassend zu verbinden, liegt in einer bestimmten Fortführung der Überlegungen zur Negativität bzw. zur »Verneinungsunmöglichkeit« und zur mentalisierten Affektivität im Licht der klinischen Skizzen. Ein wichtiges Ziel einer Behandlung von Patient*innen mit psychogen mitbedingten Körpersymptomen ist dann darin zu sehen, was wir »mentalisierte Alterität« nennen möchten. Vor dem Hintergrund der skizzierten Entwicklungsbelastungen und einem bestimmten Stil der Repräsentation und des Erlebens von Beziehungen und Affekten sowie der Abwehrfiguren, die damit im Zusammenhang stehen, kann eine besondere Schwierigkeit der Patho-Psychodynamik darin gesehen werden, dass a) Abgrenzung erschwert ist und dass b) auf keine wirkliche, das heißt nicht-ängstigende psychische Repräsentation von Unterschiedenheit oder Getrenntheit zurückgegriffen werden kann.

Viele Personen mit psychogen mitbedingten körperlichen Symptomen leiden dann psychodynamisch betrachtet (und zugespitzt formuliert) vorrangig daran, sich nicht vorstellen zu können, dass ein Gegenüber als psychisch und leiblich Getrennter ein Beziehungspartner sein und bleiben kann. Die Andersartigkeit des Gegenübers mentalisieren und damit auch psychisch repräsentieren zu können, dass man es mit jemandem zu tun hat, von dem man sich unterscheidet und von dem man getrennt ist (im Gefühlsleben und bei anderen inneren Vorgängen, etwa jeder Vorstellung von Interaktion in Erinnerung, Planung, Fantasie), ist dann zunächst nicht zuverlässig verfügbar – denn die zugrunde liegenden Prozesse sind zu sehr mit Verlassenheitsängsten verbunden. Psychisch anzuerkennen, dass das Gegenüber tatsächlich »anders« ist als man selbst, ist in einem prämentalisierenden Modus dasselbe wie zu denken, dass keine Verbindung möglich ist.

Daher geht es darum, die »Alterität«, also die Andersartigkeit und Unterschiedenheit, des Gegenübers als einem Anderen zu mentalisieren. Dazu bedarf es einer haltenden therapeutischen Beziehung, in der Differenz eben nicht bedeutet, nicht mehr in eine Form der Begegnung zu kommen. Es ist also nicht nur zu mentalisieren, was im Anderen vorgeht, oder überhaupt Affektivität zu mentalisieren, sondern beides ist in einem Kontext unterschiedener Bezogenheit von- bzw. aufeinander im Sinne einer mentalisierenden Interozeption in der zwischenleiblichen Beziehung zu sehen.

Mentalisierte Affektivität in der Zwischenleiblichkeit der therapeutischen Beziehung

Jedes Gefühl ist ein Körpergefühl. Leibliches ist der Motor jeder psychischen Repräsentation. »Körpergefühl« verweist auf das leibliche Durchdrungensein des Psychischen ebenso wie auf die im Konzept des Embodiment enthaltene Figur einer »Aufbewahrung« des Psychischen im Körper. Beide Aspekte lassen erkennen, welche Störungen oder Hemmungen auftreten können, wenn Entwicklungsbedingungen bezüglich des Körper- und Gefühlserlebens nicht günstig sind.

Bei einer solchen Betrachtung des Körpergefühls plädieren wir für die therapeutische Praxis einer Beachtung eines Dreischritts in der Untersuchung, wie sich die Psychodynamik einer Erkrankung in den Behandlungsprozess vermittelt und dort verändert werden kann, nämlich die Reflexion der

1. Negativität, die für die psychische Repräsentation erforderlich ist,
2. Mentalisierung von Affektivität und Leiblichkeit sowie
3. Mentalisierung von Alterität, das heißt der psychischen Repräsentation Anderer als vom Selbst unterschieden, aber erst dadurch potenziell mit dem Selbst in einer Beziehung verbunden.

Auch in der Psychoanalyse sind die Bereiche des Körperlichen bzw. Leiblichen und des Gefühls von grundlegender Bedeutung. Dieser sehr allgemeine Befund wird konkreter und spezifischer, wenn man sich beispielsweise vor Augen führt, dass Freud sich zwar beidem, Körper und Gefühl, gegenüber in einigen Bereichen skeptisch zeigt bzw. seine Theorie andeutungshaft bleibt, die Psychoanalyse aber nichtsdestoweniger von Beginn an eine wesentliche Verbindung zwischen Körper und Gefühl zum Thema nimmt. Dies ist in erster Linie über die Konzeption von (infantiler) Psychosexualität und »Trieb« gegeben, liest man beides in einer nicht trivialen und nicht verkürzenden Form. Affekte gelten neben den Vorstellungen als eine Form der Triebrepräsentanz. Sie sind als Phänomene des psychischen (Selbst-)Erlebens also nicht bloß Abfuhrphänomene, nur weil sie sich aus dem Triebgeschehen speisen – der Kritikpunkt einer fehlenden Konzeption von Affekten in ihrer semantischen und sozial-kommunikativen Form bei Freud hingegen ist weniger leicht von der Hand zu weisen. Sie gelten Freud und anderen als qualitative Erscheinungsform von Leiblichkeit und deren Vermittlung in Psychisches.

Affekte sind die Erlebnisform des Leiblichen. Allerdings muss hier ergänzt und differenziert werden: Affekte sind mitnichten etwas, was zum Leiblichen hinzutritt oder sich davon ablösen könnte. Sie setzen sich aus verschiedenen Aspekten zusammen, darunter notwendigerweise eine vegetative, muskuläre etc.

Thomas Fuchs (2020) hat dafür argumentiert, dass es das Gewahrsein des Menschen um seine Leiblichkeit ist (einschließlich der alltagspraktischen und wissenschaftlichen Konzeption dessen, als was man den Menschen versteht), das uns davor bewahrt, im Menschen nur eine komplexe und fehleranfällige Vorform künstlicher Intelligenz zu betrachten. Dann nämlich stellt sich weniger die Frage, wie Künstliche Intelligenz weiterentwickelt wird, um dem menschlichen Denken ähnlicher zu werden, sondern nach der Gefahr darin, den Menschen nur noch in Form dessen zu betrachten, was sich in Künstlicher Intelligenz abbilden lässt. Nicht die Computer würden menschlicher, sondern der Mensch nur als das gesehen, was sich in die Form von Programmcodes bringen lässt.

Abschließend möchten wir zwei Bereiche skizzieren, die aus unserer Sicht für die Psychotherapie der Zukunft wichtig bleiben, wenn es um Körper, Gefühle und Körpergefühle geht. Das sind

- die Bedeutung mentalisierter Affektivität in der Zwischenleiblichkeit der therapeutischen Beziehung und
- die grundlegende Gefahr einer Perspektive auf körperliche Symptome im Sinne lediglich einer »Werkzeugstörung«.

Eine leiblichkeitstheoretische Perspektive dabei hilft, die skizzierten Phänomene besser zu verstehen und als zukunftsweisende Bereiche genügend differenziert zu erkunden.

Eine zentrale Erkenntnis der Psychotherapieforschung besteht darin, dass der Erfolg therapeutischer Prozesse (in allen Therapieschulen gleichermaßen) davon abhängt, eine reflektierende Exploration der zentralen Beziehungsthemen zu gewährleisten, indem sie im Hier und Jetzt der therapeutischen Beziehung emotional aktiviert werden (vgl. Benecke, 2014, Kapitel 39). Emotionale Einsicht in diesem Sinne setzt voraus, sich als Therapeut durch Bereitschaft zur Rollenübernahme in die angebotenen interpersonellen Muster »verwickeln« zu lassen, um über emotionale Resonanz ein gemeinsames Verstehen der zentralen Beziehungskonfliktthemen zu ermöglichen und einen Veränderungsprozess einzuleiten (vgl. Plassmann, 2019).

Entscheidend für einen langfristigen Therapieerfolg ist somit, nicht nur durch Deutungen zuvor abgewehrter oder unterdrückter Inhalte aus dem vertikalen Unbewussten »heraufzuholen«, sondern ebenso wichtig ist, sich durch resonantes Einschwingen auf die Prozesse des horizontalen Unbewussten der Patientin einzulassen (Gödde & Buchholz, 2011). Bereits Freud hatte mit seiner Grundregel der gleichschwebenden Aufmerksamkeit vom Analytiker eingefordert, er solle »dem gebenden Unbewußten des Kranken sein eigenes Unbewußtes als empfangendes Organ zuwenden« (Freud, 1912e, S. 381). Wie wir oben herausgearbeitet haben, war dabei für ihn die Überzeugung leitend, dass solche Resonanzbegegnungen von Unbewusstem zu Unbewusstem immer auch als zwischenleibliche Prozesse aufzufassen sind.

Für die aktuelle Praxis der psychodynamischen Psychotherapie kann eine leibphänomenologische Perspektive dabei helfen, diese Grundüberzeugung Freuds auch in der Anwendung von nach ihm entwickelten Modellen angemessen zu berücksichtigen. In ihrer leibphänomenologischen Auseinandersetzung arbeiten Daniel Broschmann und Thomas Fuchs (2019) integrativ heraus, wie sich Freuds Grundlegung der *talking cure* als Prozess der (auch nonverbalen) Zwischenleiblichkeit mit jüngeren Konzepten zur Relationalität verbinden lässt. Ausgangspunkt ist hierfür die Erkenntnis aus der Säuglings- und Kleinkindforschung, dass die frühen Beziehungserfahrungen mit prägenden Bindungspersonen, deren Bearbeitung im Zentrum jeder psychodynamischen (und insbesondere analytischen) Psychotherapie steht, als affektbezogene Erfahrungen in der Zwischenleiblichkeit erlebt werden und damit intrapsychisch auf leiblich-affektiven Ebenen repräsentiert vorliegen. Anders gesagt: Das »implizite Beziehungswissen« liegt im »Leibgedächtnis« (vgl. T. Fuchs, 2019; siehe auch das vorherige Kapitel zur relationalen Ebene).

Für die Therapiepraxis lässt sich aus dieser Erkenntnis die Schlussfolgerung ziehen, dass ein emotionsaktivierender und -verstehender Zugang zu den zentralen Beziehungskonfliktthemen grundlegend über eine mentalisierend-interozeptive Wahrnehmung der Körpergefühle in der Zwischenleiblichkeit erfolgen kann. In dieser Hinsicht lassen sich fünf zentrale Phänomene im Therapieprozess unterscheiden (vgl. Broschmann & T. Fuchs, 2019, S. 469ff.):

- *Leiblicher Ausdruck:* Situationsübergreifende Grundfärbungen der Beziehungsgestaltung der Patient*innen lassen sich über die Art und Weise ermitteln, wie Vitalitätsaffekte in soziale Situationen eingebracht werden. Dies vermittelt einen Eindruck von den charakteristischen Dynamiken, mit denen ein Patient in nonverbaler und implizit-verbaler Hinsicht in Beziehung geht. Zu achten ist hier beispielsweise auf die Art der Körperhaltung (etwa verkrampft, starr versus gelöst, frei), die Mimik und Gestik (flexibel, flüssig versus verhärtet, stockend) und die Art und Weise des Sprechens (laut versus leise, mit oder ohne Pausen, mit weicher oder eindringlicher Sprachmelodie). Diese verschiedenen Informationen können sich zu einem Gesamteindruck verdichten, in dem der leibliche Ausdruck besonders lebhaft und lebendig erscheint oder inhaltslos und leer und in denen in der eigenen Resonanz ein Gefühl für das authentische Empfinden der Person entsteht oder aber für das theatralische Spielen einer artifiziellen sozialen Rolle.
- *Leibliche Präsenz:* Ein weiterer Eindruck bildet sich hinsichtlich der Anwesenheit des Patienten im Raum. Nimmt er mit kräftiger Stimme, selbstbewusster Körperhaltung oder gar dominantem Auftreten den Raum mit seiner leiblichen Präsenz für sich ein oder versinkt er im Therapiesessel und spricht mit kaum vernehmbarer Stimme? Nicht selten bestimmt dieser Aspekt die Initialszene, die sich bereits im Erstgespräch zeigt und frühe Hinweise in doppelter Hinsicht gibt: Einerseits wird in der Art der leiblichen Präsenz ein

milieuspezifischer Habitus sichtbar, der eine Zugehörigkeit zu bestimmten gesellschaftlichen oder kulturellen Gruppen anzeigt, und andererseits wird ein erster Verständniszugang ermöglicht, inwiefern in der individuellen Sozialisation Erfahrungen von erlebter Selbstwirksamkeit möglich waren.

- *Zwischenleibliche Resonanz:* Vermitteln die ersten beiden Aspekte einen leiblichen Gesamteindruck, lassen sich drittens zwischenleibliche Mikroprozesse in der interpersonellen Feinabstimmung beobachten. Über das affektive Einstimmen lassen sich die für die Patientin charakteristischen Vitalitätsmuster ermitteln, die sich hinsichtlich Stärke, zeitlichem Rhythmus, räumlicher Ausdehnung und Gerichtetheit unterscheiden lassen (Stern & BCPSG, 2012, Kapitel 4). Plötzliche Wechsel auf dieser Ebene können ein Indikator für von der Patientin wahrgenommene Rupturen der therapeutischen Beziehung sein, die somit in der impliziten Zwischenleiblichkeit bereits wahrgenommen werden können, noch bevor der Grund für die Mikroirritation explizit angesprochen oder gedeutet werden kann (vgl. Gumz, 2020, Kapitel 2). Gerade durch einen mittels emotionaler Resonanz hergestellten Fokus auf die zwischenleiblich vermittelten Vitalitätsmuster des beim Patienten aktivierten Affekts, also auf die implizite Art und Weise seines Auftretens (bspw. bedrohlich oder überwältigend), lässt sich ablesen, ob das aktuell besprochene Beziehungsthema in emotionaler Hinsicht im gegenwärtigen Moment regulierbar und damit integrierbar ist, was die Voraussetzung für seine inhaltliche Bearbeitung darstellt (Plassmann, 2019, Kapitel 9).
- *Zwischenleibliche Synchronizität:* Durch ein Gelingen der zwischenleiblichen Resonanz kann sich phasenweise eine synchronisierende Angleichung der körperlichen Bewegungen, Stimmlage und sogar homöostatischen *Prozesse* zwischen Patientin und Therapeut einstellen, die über eine verbesserte Beziehungsqualität das Selbstwirksamkeitserleben in der Therapie spürbar stärken und die Effektivität der Behandlung insgesamt erhöhen kann (Koole & Tschacher, 2016). Die Besonderheit an solchen Begegnungsmomenten besteht darin, dass sie sich nur zu einem geringen Grad ak-

tiv herbeiführen lassen, sondern vom intuitiv eingeschätzten Timing zur Setzung einer bestimmten Intervention abhängen. Das heißt konkret, dass die Klärung, Deutung oder Konfrontation auf inhaltlicher Ebene (bspw. bezüglich der Übertragungsbeziehung) in einen feinen Abstimmungsprozess auf der lokalen Ebene von prosodischen oder körperlichen Mikroprozessen eingebettet sein muss, in dem ein kleinschrittiges Suchen nach Stimmigkeit und Passung in der Zwischenleiblichkeit eine langfristig spürbare Vitalisierung in der therapeutischen Beziehung anstößt (Stern & BCPSG, 2012, Kapitel 8).
- *Zwischenleibliche Nähe:* Insbesondere durch die nonverbale Kommunikation über die Mimik, Körperhaltung und Stimmmodalität kann eine Patientin ihrer Therapeutin Möglichkeiten zur Annäherung geben oder aber sie auf Distanz halten. Beispielsweise kann sie unmittelbar mit einem gewinnenden Lächeln oder einer zugewandten Armhaltung Nähe herstellen oder mit verschränkten Armen, einem skeptisch-verschlossenen Gesichtsausdruck und einer abweisenden Stimmlage auf Versuche der Annäherung mit Distanzierung reagieren. Zwischenleibliche Eindrücke auf dieser Ebene können Hinweise auf den vorherrschenden Bindungsstil geben (vgl. Strauß, 2014, S. 64–76): Wenn sich zwar schnell eine intensive Beziehungsöffnung vermittelt, darin jedoch eine starke Angst vor Ablehnung besteht, lässt sich ein unsicher-ambivalenter Bindungsstil vermuten, während bei einem unsicher-vermeidenden Bindungsstil zwar wenig Angst vor Ablehnung zu spüren ist, jedoch auch keine Intimität ermöglicht wird. Ist die zwischenleibliche Nähe von beiden Dimensionen stark bestimmt, liegt ein ängstlich-vermeidender Bindungsstil vor, während Personen mit einem sicheren Bindungsstil beide Motive auszubalancieren wissen.

Eine solche leibphänomenologische Perspektive wie mit diesen fünf Punkten umrissen lässt sich, wie wir in unseren zusammenfassenden Perspektiven bereits angedeutet haben, treffend mit einer mentalisierungstheoretischen Herangehensweise verbinden. Gerade in der jüngeren Mentalisierungsforschung wird der Anschluss an (leib-)phänomenologische Herangehensweisen aktiv gesucht, um die zunehmende Integration leiblich-affektiver Prozesse konzeptuell abbilden zu können (etwa Fonagy et al., 2019; Fotoupoulou & Tsakiris, 2017, S. 4f.).

Hinsichtlich der Implikationen für die psychodynamische Psychotherapie weisen bereits Ulrich Schultz-Venrath und Kollegen (2012) zur mentalisierungsbasierten Therapie darauf hin, dass »für die Behandlungstechnik […] in Zukunft der Körper und die leiblich-affektive Dimension im Sinne von ›mentalising the body‹ eine noch zu spezifizierende Rolle spielen [wird]« (ebd., S. 184; vgl. auch Schultz-Venrath, 2021). Jüngst haben Patrice Duqette und Vivien Ainley (2019) ausführlich herausgearbeitet, inwiefern sich aus der jüngeren Forschungsentwicklung in Richtung von »mentalizing interoception« bzw. »embodied mentalization« konkrete Schlussfolgerungen für die Behandlungspraxis ziehen lassen. Sie betonen, dass die mentalisierende Wahrnehmung von Körperzuständen zu einer stärkeren Ausrichtung auf Begegnungsmomente im Hier und Jetzt der therapeutischen Beziehung führen kann, und zwar mit dem Ziel, einen affektiv-leiblichen und damit unvermittelten Zugang zum impliziten Beziehungswissen bereitzustellen und eine emotionale Einsicht im Sinne der mentalisierten Affektivität zu ermöglichen, was zusammengenommen zu erfolgreichen Veränderungsprozessen im Rahmen einer sicheren therapeutischen Beziehung führen kann. Forschungserkenntnisse zu leiblich-affektiven Grundlagen des Mentalisierens lassen sich somit nutzen, um in der (psychodynamischen) Psychotherapie das implizite Beziehungswissen und die Dynamik von Vitalitätsaffekten als zentrale Bestandteile des resonanten, horizontalen Unbewussten aufzudecken und gewinnbringend zu verändern.

Psychosomatische Beschwerden als »Werkzeugstörungen«? Schlussbemerkungen

In vielen Betrachtungen aus philosophischer Richtung wird die »Selbstentzogenheit« des Leibes thematisiert (Waldenfels, 2000; 2002): Der Leib erscheint als ein »Nullpunkt« der Erfahrung (im Sinne Husserls), er ist die Bedingung jeglichen Seins in Wahrnehmung, Denken oder Fühlen und bleibt dabei bzw. genau deshalb unserer Reflexion entzogen. Wir werden seiner gewahr, indem wir wahrnehmen, denken oder fühlen, also gleichsam in seinen leiblichen Vollzügen, in denen unser Sein besteht, jedoch nicht als isolierbarer Gegenstand unseres Erlebens allein, denn dazu müssten wir den Leib als Medium unseres Erlebens davon abtrennen, dass er auch Gegenstand unseres Erlebens ist.

Davon ausgehend wird davon gesprochen, dass es uns erst in der Krankheit möglich ist, auf unseren Leib bzw. Körper als Objekt unserer Wahrnehmung zu rekurrieren (etwa Lang, 2000 [1986], S. 266; T. Fuchs, 2000, S. 334). Auch dann ist er es, der uns diesen erlebenden Vollzug zuallererst ermöglicht. Aber als schmerzenden, dysfunktionalen oder kranken Körper können bzw. müssen wir ihn objektiv-körperlich betrachten.

Beides lässt sich zusammen denken, nämlich einmal den Leib als Medium des Vollzugs unseres erlebenden Zugangs zur Welt, einmal den kranken Leib, verkörpert in seiner Belastetheit. Der kranke Körper zeigt verschiedene Aspekte: Er ist Ort einer Krankheit, sowohl medizinischer als auch psychosozialer Art; er ist aber auch die nun unleugbare Manifestation, dass unser Leib sich unserer Verfügungsgewalt entzieht. Wir können bei aller Vorsorge und Prävention eben nicht ausschließen, krank zu werden – und auch nicht unsere im Wesentlichen körperlich begründete Endlichkeit überwinden. Das bedeutet, dass der kranke Körper uns notwendigerweise an unsere fehlende Omnipotenz erinnert (deutlicher als der gesunde es tut), es tritt gleichsam ein Sonderfall des Umstands auf, dass sich unser Leib der Verfügungsgewalt entzieht.

Der Roman *Alles, was wir geben mussten* (und dessen Verfilmung; vgl. Storck, 2016b) von Kazuo Ishiguro zeigt das aus entgegengesetzter Perspektive: Darin geht es um eine fiktive (nahe) Zukunft, in der menschliche Klone gezüchtet werden und im frühen Erwachsenenalter ihre inneren Organe spenden müssen, damit die durchschnittliche Lebenserwartung der Menschheit auf deutlich über hundert Jahre angehoben werden kann. Neben der Auseinandersetzung, was hier über das Verhältnis von Liebe, Sexualität und Tod zum Thema wird oder über das Verhältnis von körperlicher und sozialer Entwicklung, kann auch darüber nachgedacht werden, wie der Mensch mit der Herausforderung seiner (körperlichen) Endlichkeit und Versehrtheit umgeht.

Bezogen auf körperliche Krankheit verweist das nun auf die Gefahr, den kranken Körper nur als etwas zu betrachten, was einer »Werkzeugstörung« (Lang, 2000 [1986], S. 267) unterliegt – die, prinzipiell und sei es durch das Heranzüchten von Klonen, behoben werden könnte, bei der es sich also um einen Störfall oder eine Devianz handelt. Implizit ist darin enthalten, dass es denkbar wäre, ein Leben zu haben, ohne dass der Körper einem »dazwischenfunkt«. Die Perspektive der Leiblichkeit kann nun herangezogen werden, um in der Behandlung körperlicher und psychosomatischer Erkrankungen nicht eine »Wiederherstellung« der Funktionstüchtigkeit des Körpers anzustreben, sondern die Belastetheit des entleiblichten Körpers als einen Hinweis auf einen Verlust eines unmittelbaren Weltzugangs zu betrachten, mithin nicht als Störung körperlicher Abläufe oder Funktionen, sondern als eine Störung des Verhältnisses von Denken und Fühlen in Beziehungen. Es ginge also nicht um die Wiederherstellung eines vorherigen Zustands, sondern um eine Etablierung der leiblichen Vitalität der Patient*innen.

Das ist für sich genommen nichts Neues, solche Gedanken beschäftigt seit Langem nicht nur die Philosophie (in erster Linie die Leibphänomenologie), sondern sie liegen auch im Zentrum der Entwicklung institutionalisierter Psychosomatik, zumindest in Deutschland, deren frühe Protagonisten eine Betrachtungsweise einbringen, die den Menschen weder in einer Trennung zwischen Geist und Körper noch losgelöst von sozialen, gesellschaftlichen

Bezügen zu betrachten erlaubt. Maren Kellermann (2021) hat sich damit auseinandergesetzt, in welcher Weise Fachpublikationen aus Richtung des Fachs Psychosomatische Medizin (und zwar vor dem Hintergrund von dessen Institutionalisierung) diesen Blickwinkel berücksichtigen, und kommt zu dem Schluss, dass der gesellschaftsbezogene Blick auf psychosomatische Erkrankungen im Schwinden zu sein scheint.

Im vorliegenden Rahmen haben wir dafür argumentiert, in einer Betrachtung von »Körper« und »Gefühl« eine Perspektive einzunehmen, die unterschiedliche Betrachtungsweisen in deren Eigenlogik und ihrem spezifischen Gegenstandsverständnis einzubeziehen erlaubt (neurowissenschaftliche wie emotionshistorische und damit immer auch psychosoziale) und so auch für das klinische Feld der Psychotherapie die Möglichkeit einer Arbeit an der mentalisierten Affektivität und der mentalisierten Alterität eröffnet, in der das leibseelische Spüren der Andersartigkeit des Gegenübers beziehungsstiftend wird.

Literatur

Aisenstein, M. (2006). The indissociable unity of psyche and soma: A view from the Paris Psychosomatic School. *Int J Psychoanal, 87*, 667–680.

Alexander, F. (1950). *Psychosomatische Medizin. Grundlagen und Anwendungsgebiete*. Berlin, New York: De Gruyter.

Alloa, E. (2012). Maurice Merleau-Ponty II – Fleisch und Differenz. In Alloa, E., Bedorf, T., Grüny, C. & Klass, T.N. (Hrsg.), *Leiblichkeit. Geschichte und Aktualität eines Konzepts* (S. 37–51). Tübingen: Mohr Siebeck.

Alloa, E., Bedorf, T., Grüny, C. & Klass, T.N. (Hrsg.). (2012). *Leiblichkeit. Geschichte und Aktualität eines Konzepts*. Tübingen: Mohr Siebeck.

Altmeyer, M. & Thomä, H. (2016). Einführung: Psychoanalyse und Intersubjektivität. In dies. (Hrsg.), *Die vernetzte Seele. Die intersubjektive Wende in der Psychoanalyse* (3. Aufl., S. 7–31). Stuttgart: Klett-Cotta.

Angehrn, E. (2013). Körper, Leib und Fleisch. Von den Inkarnationen der Sprache. In Alloa, E. & Fischer, M. (Hrsg.), *Leib und Sprache. Zur Reflexivität verkörperter Ausdrucksformen* (S. 27–44). Weilerswist: Velbrück.

Argelander, H. (1967). Das Erstinterview in der Psychotherapie. *Psyche – Z Psychoanal, 21*, 341–368; 429–467; 473–512.

Aulagnier, P. (2001 [1975]). *The violence of interpretation. From pictogram to statement*. Hove: Brunner-Routledge.

Beebe, B., Cohen, P., Lachmann, F.M., Trunk, C. & Yothers, D. (2019). *Bindung im Werden. Mikroanalyse der Mutter-Kind-Interaktion. Ein Bilderbuch*. Gießen: Psychosozial-Verlag.

Begemann, C. (1987). *Furcht und Angst im Prozeß der Aufklärung. Studien zu Literatur und Bewußtseinsgeschichte des 18. Jahrhunderts*. Frankfurt a.M.: Athenäum.

Benecke, C. (2014). *Klinische Psychologie und Psychotherapie. Ein integratives Lehrbuch*. Stuttgart: Kohlhammer.

Benecke, C. & Brauner, F. (2017). *Motivation und Emotion. Psychologische und psychoanalytische Perspektiven*. Stuttgart: Kohlhammer.

Bettighofer, S. (2007). Die interaktionelle Übertragungs-Analyse. In Geißler, P. & Heisterkamp, G. (Hrsg.), *Psychoanalyse der Lebensbewegungen. Zum körperlichen Geschehen in der psychoanalytischen Therapie – Ein Lehrbuch* (S. 59–82). Berlin u.a.: Springer.

Billhardt, F. & Storck, T. (2021). *Wahrnehmung und Gedächtnis. Psychoanalyse und Allgemeine Psychologie*. Stuttgart: Kohlhammer.

Bion, W.R. (1990 [1962]). *Lernen durch Erfahrung*. Frankfurt a.M.: Suhrkamp.

Bion, W.R. (1992 [1963]). *Elemente der Psychoanalyse*. Frankfurt a.M.: Suhrkamp.

Bion, W.R. (2013 [1959]). Angriffe auf Verbindungen. In ders., *Frühe Vorträge und Schriften mit einem kritischen Kommentar: »Second Thoughts«* (S. 105–124). Frankfurt a.M.: Brandes & Apsel.

Birksted-Breen, D., Flanders, S., Gibeault, A. & Fain, M. (Hrsg.). (2010). *The prelude to fantasmatic life. Reading french psychoanalysis* (S. 338–354). London: Routledge.

Brauner, F. (2018). *Mentalisieren und Fremdenfeindlichkeit. Psychoanalyse und Kritische Theorie im Paradigma der Intersubjektivität*. Gießen: Psychosozial-Verlag.

Bohleber, W. (2013). Der psychoanalytische Begriff des Unbewussten und seine Entwicklung. Eine Bestandsaufnahme. *Psyche – Z Psychoanal*, *67*, 807–816.

Broschmann, D. & Fuchs, T. (2020). Zwischenleiblichkeit in der psychodynamischen Psychotherapie: Ansatz zu einem verkörperten Verständnis von Intersubjektivität. *Forum der Psychoanalyse*, *36*(4), 459–475. DOI: https://doi.org/10.1007/s00451-019-00350-z

Ciaunica, A. & Fotopoulou, A. (2017). The touched self: Psychological and philosophical perspectives on proximal intersubjectivity and the self. Embodiment, enaction, and Culture investigating the constitution of the shared world. In Durt, C., Fuchs T. & Tewes, C. (Hrsg.), *Embodiment, enaction, and Culture investigating the constitution of the shared world* (S. 173–192). Cambridge: MIT Press.

Crepaldi, G. (2018). *Containing*. Gießen: Psychosozial-Verlag.

Damasio, A.R. (1994). *Descartes' Irrtum: Fühlen, Denken und das menschliche Gehirn*. München: List.

Damasio, A.R. (2005). *Der Spinoza-Effekt. Wie Gefühle unser Leben bestimmen*. Berlin: List.

Damasio, A.R. (2011). *Selbst ist der Mensch. Körper, Geist und die Entstehung des menschlichen Bewusstseins*. München: Pantheon.

Debbané, M., Salaminios, G., Luyten, P., Badoud, D., Armando, M., Solida Tozzi, A. et al. (2016). Attachment, neurobiology, and mentalizing along the psychosis continuum. *Frontiers in Human Neuroscience*, *10*. DOI: https://doi.org/10.3389/fnhum.2016.00406

de M'Uzan, M. (2014 [1984]). Die Sklaven der Quantität. In ders., *Depersonalisation und Kreativität. Psychoanalytische Essays zur Klinik der Theorie* (S. 53–64). Gießen: Psychosozial-Verlag.

Decker, O. (2014). *Commodified bodies*. New York: Routledge.

Deutsch, F. (1924). Zur Bildung des Konversionssymptoms. *Int Z Psychoanal*, *10*, 380–392.

Döll-Hentschker, S. (2008). Psychoanalytische Affekttheorie(n) heute – eine historische Annäherung. *Psychologie in Österreich*, *5*(28), 446–455.

Downing, G. (2006). Frühkindlicher Affektaustausch und dessen Beziehung zum Körper. In Marlock, G. & Weiss, H. (Hrsg.), *Handbuch der Körperpsychotherapie* (S. 333–350). Stuttgart: Schattauer.

Duquette, P. & Ainley, V. (2019). Working with the predictable life of patients: The importance of »Mentalizing Interoception« to meaningful change in psychotherapy. *Frontiers in Psychology, 10*, 21–73. DOI: https://doi.org/10.3389/fpsyg.2019.02173

Egle, U. T. (1998). Diagnose, Differentialdiagnose und Psychodynamik der somatoformen Schmerzstörung. In Rudolf, G. & Henningsen, P. (Hrsg.), *Somatoforme Störungen. Theoretisches Verständnis und therapeutische Praxis* (S. 89–102). Stuttgart: Schattauer.

Egle, U.T, Heim, C., Strauß, B. & von Känel, R. (Hrsg.). (2020). *Psychosomatik*. Stuttgart: Kohlhammer.

Ermann, M. (2020). *Psychosomatische Medizin und Psychotherapie. Ein Lehrbuch auf psychoanalytischer Grundlage* (7. Aufl.). Stuttgart: Kohlhammer.

Eubanks, C. F., Muran, J. C. & Safran, J. D. (2018). Alliance rupture repair: A meta-analysis. *Psychotherapy, 55*(4), 508–519. DOI: https://doi.org/10.1037/pst0000185

Fain, M. (1971). The prelude to fantasmatic life. In Birksted-Breen, D., Flanders, S. & Gibeault, A. (Hrsg.), *Reading French psychoanalysis* (S. 338–354). London, New York: Routledge.

Fairbairn, W. R. D. (2007 [1944]). Darstellung der endopsychischen Struktur auf der Grundlage der Objektbeziehungspsychologie. In ders., *Das Selbst und die inneren Objektbeziehungen. Eine psychoanalytische Objektbeziehungstheorie* (S. 115–170). Gießen: Psychosozial-Verlag.

Fenichel, O. (1945). *Allgemeine psychoanalytische Neurosenlehre. Band 2*. Gießen: Psychosozial-Verlag.

Ferenczi, S. (2015 [1924]). Versuch einer Genitaltheorie. In ders., *Schriften zur Psychoanalyse. Band 2*. Frankfurt a. M.: Fischer.

Ferrari, A. B. (2004). *From the eclipse of the body to the dawn of thought*. London: Free Association Books.

Fonagy, P., Gergely, G., Jurist, E. L. & Target, M. (2010 [2004]). *Affektregulierung, Mentalisierung und die Entwicklung des Selbst*. Stuttgart: Klett-Cotta.

Fonagy, P., Luyten, P., Allison, E. & Campbell, C. (2019). Mentalizing, epistemic trust and the phenomenology of psychotherapy. *Psychopathology, 52*(2), 94–103. DOI: https://doi.org/10.1159/000501526

Fonagy, P. & Target, M. (2011). *Psychoanalyse und die Psychopathologie der Entwicklung* (3. Aufl.). Stuttgart: Klett-Cotta.

Fotopoulou, A. (2015). The virtual bodily self: Mentalisation of the body as revealed in anosognosia for hemiplegia. *Consciousness and Cognition, 33*, 500–510. DOI: https://doi.org/10.1016/j.concog.2014.09.018

Fotopoulou, A. & Tsakiris, M. (2017). Mentalizing homeostasis: The social origins of interoceptive inference. *Neuropsychoanalysis, 19*(1), 3–28. DOI: https://doi.org/10.1080/15294145.2017.1294031

Frank, C. & Weiß, H. (2007). Einführung. In dies. (Hrsg.), *Projektive Identifizierung. Ein Schlüsselkonzept der psychoanalytischen Therapie* (3. Aufl., S. 7–26). Stuttgart: Klett-Cotta.

Freud, A. (1982 [1936]). *Das Ich und die Abwehrmechanismen*. München: Kindler.

Freud, A. (1987 [1968]). Über Agieren. In dies., *Die Schriften der Anna Freud. Band IX* (S. 2364–2624). Frankfurt a. M.: Fischer.

Freud, S. (1894a). Die Abwehr-Neuropsychosen. *GW I*, S. 59–74.

Freud, S. (1895d). *Studien über Hysterie*. *GW I*, S. 75–312.

Freud, S. (1900a). *Die Traumdeutung*. *GW II/III*, S. 1–642.

Freud, S. (1905d). *Drei Abhandlungen zur Sexualtheorie*. *GW V*, S. 27–145.

Freud, S. (1909d). Bemerkungen über einen Fall von Zwangsneurose. *GW VII*, S. 379–463.

Freud, S. (1912a). Zur Dynamik der Übertragung. *GW VIII*, S. 363–374.

Freud, S. (1912e). Ratschläge für den Arzt bei der psychoanalytischen Behandlung. *GW VIII*, S. 376–420.

Freud, S. (1912f). Zur Einleitung der Onanie-Diskussion, Schlusswort. *GW VIII*, S. 331–345.

Freud, S. (1915c). Triebe und Triebschicksale. *GW X*, S. 209–232.

Freud, S. (1915d). Die Verdrängung. *GW X*, S. 248–261.

Freud, S. (1915e). Das Unbewußte. *GW X*, S. 263–303.

Freud, S. (1916–17a [1915–17]). *Vorlesungen zur Einführung in die Psychoanalyse*. *GW XI*, 3–484.

Freud, S. (1919a). Wege der psychoanalytischen Therapie. *GW XII*, S. 181–194.

Freud, S. (1920g). *Jenseits des Lustprinzips*. *GW XIII*, S. 1–69.

Freud, S. (1923b). *Das Ich und das Es*. *GW XIII*, S. 235–289.

Freud, S. (1926d). *Hemmung, Symptom und Angst*. *GW XIV*, S. 111–205.

Freud, S. (1930a [1929]). *Das Unbehagen in der Kultur*. *GW XIV*, S. 421–516.

Freud, S. (1926e). *Die Frage der Laienanalyse*. *GW XIV*, S. 207–286.

Freud, S. (1950a [1895]). Entwurf einer Psychologie. *GW Nachtragsband*, S. 373–486.

Frevert, U. (Hrsg.). (2011). *Gefühlswissen. Eine lexikalische Spurensuche in der Moderne*. Frankfurt a. M.: Campus.

Frevert, U. (2013). *Vergängliche Gefühle*. Göttingen: Wallstein.

Fuchs, I. (Hrsg.). (2005). *Tiefenpsychologie und Revolte: zur Humanisierung des Alltagslebens*. Würzburg: Königshausen & Neumann.

Fuchs, T. (2000). *Leib, Raum, Person. Entwurf einer phänomenologischen Anthropologie*. Stuttgart: Klett-Cotta.

Fuchs, T. (2015). »Körper haben oder Leib sein«. *Gesprächspsychotherapie und Personzentrierte Beratung, 46*(3), 147–153.

Fuchs, T. (2018). Zwischenleibliche Resonanz und Interaffektivität. *Psychodynamische Psychotherapie*, *17*(4), 211–221.

Fuchs, T. (2019). Body memory and the unconscious. In Gipps, R. G. T. & Lacewing, M. (Hrsg.), *The Oxford Handbook of Philosophy and Psychoanalysis* (S. 456–470). Oxford: Oxford University Press. DOI: https://doi.org/10.1093/oxfordhb/9780198789703.013.22

Fuchs, T. (2020). *Verteidigung des Menschen. Grundfragen einer verkörperten Anthropologie*. Frankfurt a. M.: Suhrkamp.

Fuchs, T., Sattel, H. C., Henningsen, P. & Bel-Bahar, T. (Hrsg.). (2010). *The embodied self. Dimensions, coherence, and disorders*. Stuttgart: Schattauer.

Geißler, P. (2017) *Psychodynamische Körperpsychotherapie*. Göttingen: Vandenhoeck & Ruprecht.

Geißler, P. & Heisterkamp, G. (2013). *Einführung in die analytische Körperpsychotherapie*. Gießen: Psychosozial-Verlag.

Giampieri-Deutsch, P. (2012). Der »Philosoph der Psychoanalyse«? Zu den Verwandtschaften zwischen Spinoza und Freud. In Waibel, V. L. (Hrsg.), *Affektenlehre und amor Dei intellectualis. Die Rezeption Spinozas im Deutschen Idealismus, in der Frühromantik und in der Gegenwart* (S. 91–120). Hamburg: Meiner.

Gödde, G. (2018). *Mit dem Unbewussten arbeiten*. Göttingen: Vandenhoeck & Ruprecht.

Gödde, G. & Buchholz, M. B. (2011). *Unbewusstes*. Gießen: Psychosozial-Verlag.

Green, A. (2010). *Illusions et désillusions du travail psychanalytique*. Paris: O. Jacob.

Gumz, A. (2020). *Kompetent mit Spannungen und Krisen in der therapeutischen Beziehung umgehen. Techniken und didaktische Konzepte*. Göttingen: Vandenhoeck & Ruprecht.

Gumz, A. & Storck, T. (2018). Übertragung und Gegenübertragung. In Gumz, A. & Hörz-Sagstetter, S. (Hrsg.), *Psychodynamische Psychotherapie in der Praxis* (S. 43–56). Weinheim: Beltz.

Hessing, S. (Hrsg.). (1962 [1933]). *Spinoza. Dreihundert Jahre Ewigkeit – Spinoza-Festschrift 1632–1932* (erw. Ausg.). Dordrecht u. a.: Springer Netherlands.

Hitzer, B. (2011a). Emotionsgeschichte – ein Anfang mit Folgen. *H-Soz-Kult*, 23.11.2011. www.hsozkult.de/literaturereview/id/forschungsberichte-1221 (30.03.2021).

Hitzer, B. (2011b). Gefühle heilen. In Frevert, U. (Hrsg.), *Gefühlswissen. Eine lexikalische Spurensuche in der Moderne* (S. 121–152). Frankfurt a. M.: Campus.

Hitzer, B. (2011c). Die Therapeutisierung der Gefühle – eine Geschichte aus dem 20. Jahrhundert. *Der Mensch, 42/43*(1/2), 17–21.

Hochschild, A. R. (2006 [1990]). *Das gekaufte Herz. Die Kommerzialisierung der Gefühle*. Frankfurt a. M.: Campus.

Hoffmann, S. O. & Hochapfel, G. (2009). *Neurotische Störungen und psychosomatische Medizin* (8. Aufl.). Stuttgart: Schattauer.

Illouz, E. (2007). *Gefühle in Zeiten des Kapitalismus*. Frankfurt a. M.: Suhrkamp.

Isaacs, S. (2016 [1948]). Wesen und Funktion der Phantasie. *Psyche – Z Psychoanal, 70*, 530–582.

Ivey, G. (2008). Enactment controversies. A critical review of current debates. *Int J Psychoanal, 89*, 19–38. DOI: 10.1111/j.1745-8315.2007.00003.x

Jurist, E.L. (2018). *Minding emotions. Cultivating mentalization in psychotherapy*. New York: The Guilford Press.

Karacaoğlan, U. & Lombardi, R. (2018). Psychoanalytische Mikroprozesse im Zusammenspiel von Körper und Seele. *Jahrb Psychoanal, 76*, 93–123.

Kellermann, M. (2021). Denkkulturen in der Psychosomatik. Zum Perspektivwandel auf den rätselhaften Sprung in den Körper. *Forum Psychoanal, 37*(2).

Kernberg, O.F. (1996 [1975]). *Borderline-Störungen und pathologischer Narzißmus* (9. Aufl.). Frankfurt a.M.: Suhrkamp.

Kernberg, O.F. (2014). *Liebe und Aggression. Eine unzertrennliche Beziehung*. Stuttgart: Schattauer.

Kessel, M. (2001). *Langeweile. Zum Umgang mit Zeit und Gefühlen in Deutschland vom späten 18. bis zum frühen 20. Jahrhundert*. Göttingen: Wallstein.

Kestenberg, J.S. (1971). From organ-object imagery to self and object representations. In McDevitt, J.B. & Settlage, C.F. (Hrsg.), *Separation-Individuation. Essays in honor of Margaret S. Mahler* (S. 75–99). New York: Intern. Univ. Press.

King, V., Gerisch, B., Rosa, H., Schreiber, J., Findeis, C., Lindner, D. et al. (2019). Psychische Bedeutungen des digitalen Messens, Zählens und Vergleichens. *Psyche – Z Psychoanal, 73*(9), 744–770. DOI: https://doi.org/10.21706/ps-73-9-744

Klein, M. (1962 [1946]). Bemerkungen über einige schizoide Mechanismen. In dies., *Das Seelenleben des Kleinkindes und andere Beiträge zur Psychoanalyse* (S. 131–163). Stuttgart: Klett-Cotta.

Klein, M. (1962 [1948]). Zur Theorie von Angst und Schuldgefühl. In dies., *Das Seelenleben des Kleinkindes und andere Beiträge zur Psychoanalyse* (S. 164–186). Stuttgart: Klett-Cotta.

Knaup, M. (2012). *Leib und Seele oder mind and brain? Zu einem Paradigmenwechsel im Menschenbild der Moderne*. Freiburg: Alber.

Kobylinska-Dehe, E. (2019). Vom Leib zum phantasmatischen Körper – Bewegung, Berührung, Phantasie. *Psyche – Z Psychoanal, 73*, 523–545.

König, H.-D. (2014). *Affekte*. Gießen: Psychosozial-Verlag.

Koole, S.L. & Tschacher, W. (2016). Synchrony in psychotherapy: A review and an integrative framework for the therapeutic alliance. *Frontiers in Psychology, 7*. DOI: https://doi.org/10.3389/fpsyg.2016.00862

Køster, A. (2017). Mentalization, embodiment, and narrative: Critical comments on the social ontology of mentalization theory. *Theory & Psychology, 27*(4), 458–476. DOI: https://doi.org/10.1177/0959354317711031

Krause, R. (1998). *Allgemeine Psychoanalytische Krankheitslehre. Band 1: Grundlagen*. Stuttgart: Kohlhammer.

Krause, R. (2012). *Allgemeine psychodynamische Behandlungs- und Krankheitslehre. Grundlagen und Modelle* (2., vollst. überarb. u. erw. Aufl.). Stuttgart: Kohlhammer.

Krüger, H.-P. (2018). Plessners Freud-Kritiken. Zum Verhältnis zwischen Philosophischer Anthropologie und klassischer Psychoanalyse für eine

Wissenschaft von der Person. *Internationales Jahrbuch für Philosophische Anthropologie, 8*, 193–216.

Küchenhoff, J. (Hrsg.). (1999). *Selbstzerstörung und Selbstfürsorge*. Gießen: Psychosozial-Verlag.

Küchenhoff, J. (2007). Körperinszenierungen. In Geißler, P. & Heisterkamp, G. (Hrsg.), *Psychoanalyse der Lebensbewegungen. Zum körperlichen Geschehen in der psychoanalytischen Therapie – Ein Lehrbuch* (S. 23–38). Berlin u. a.: Springer.

Küchenhoff, J. (2012 [1987]). Körper und Sprache. Zur kommunikativen Funktion somatoformer und psychosomatischer Störungen. In ders., *Körper und Sprache. Theoretische und klinische Beiträge zu einem intersubjektiven Verständnis des Körpererlebens* (S. 81–96). Gießen: Psychosozial-Verlag.

Küchenhoff, J. (2012 [1989]). Die Rolle der Verwerfung bei der Entstehung psychosomatischer Erkrankungen. In ders., *Körper und Sprache. Theoretische und klinische Beiträge zu einem intersubjektiven Verständnis des Körpererlebens* (S. 257–273). Gießen: Psychosozial-Verlag.

Küchenhoff, J. (2012 [1992]). Zur Geschichte des Körpers. In ders., *Körper und Sprache. Theoretische und klinische Beiträge zu einem intersubjektiven Verständnis des Körpererlebens* (S. 15–39). Gießen: Psychosozial-Verlag.

Küchenhoff, J. (2013 [2010]). Die Negativität des Symptoms und die Schwierigkeiten, Nein zu hören. In ders., *Der Sinn im Nein und die Gabe des Gesprächs. Psychoanalytisches Verstehen zwischen Philosophie und Klinik* (S. 91–108). Weilerswist: Velbrück.

Küchenhoff, J. (2013). Zwischenleiblichkeit und Körpersprache. Sinn und Nicht-Sinn körperbezogener psychischer Leiden. In Alloa, E. & Fischer, M. (Hrsg.), *Leib und Sprache. Zur Reflexivität verkörperter Ausdrucksformen* (S. 45–55). Weilerswist: Velbrück.

Küchenhoff, J. (2019). Intercorporeity and body language: The semiotics of mental suffering expressed through the body. *Int J Psychoanal, 100*(4), 769–791.

Küchenhoff, J. & Agarwalla, P. (2012). *Körperbild und Persönlichkeit. Die klinische Evaluation des Körpererlebens mit der Körperbild-Liste*. Berlin u. a.: Springer.

Küchenhoff, J. & Wiegerling, K. (2008). *Leib und Körper*. Göttingen: Vandenhoeck & Ruprecht.

Kutter, P. (1993). Basis-Konflikt, Übertragungs-Spaltung und Spiegel-Phänomene. Möglichkeiten und Grenzen einer psychoanalytischen Teamgruppe. In Bardé, B. & Mattke, D. (Hrsg.), *Therapeutische Teams. Theorie-Empirie-Klinik* (S. 270–293). Göttingen: Vandenhoeck & Ruprecht.

Lang, H. (2000 [1986]). Der Leib als Instrument – Überlegungen zu psychosomatischen Grundfragen. In ders., *Strukturale Psychoanalyse* (S. 264–280). Frankfurt a. M.: Suhrkamp.

Lakoff, G. & Johnson, M. (1999). *Philosophy in the flesh. The embodied mind and its challenge to western thought*. New York: Basic Books.

Laplanche, J. (1988). *Die allgemeine Verführungstheorie und andere Aufsätze*. Tübingen: edition diskord.

Laplanche, J. (2007 [2003]). Gender, Geschlecht und Sexual. In ders., *Sexual* (S. 137–171). Gießen: Psychosozial-Verlag.

Laplanche, J. & Pontalis, J.-B. (2012). *Das Vokabular der Psychoanalyse*. Frankfurt a. M.: Suhrkamp.

Lecours, S. & Bouchard, M. A. (1997). Dimensions of mentalisation: Outlining levels of psychic transformation. *International Journal of Psychoanalysis, 78*, 855–875.

LeDoux, J. E. (2006). *Das Netz der Persönlichkeit. Wie unser Selbst entsteht*. München: dtv.

Leikert, S. (2019). *Das sinnliche Selbst. Das Körpergedächtnis in der psychoanalytischen Behandlungstechnik*. Frankfurt a. M.: Brandes & Apsel.

Leikert, S. (2021) Verkapselte Körperengramme und die Traumfunktion – Zur Bearbeitung primärer Abwehrprozesse im Körperselbst. *Forum Psychoanal*. DOI: 10.1007/s00451-021-00425-w

Leiser, E. (2007). *Das Schweigen der Seele und das Sprechen des Körpers. Psychoanalytische Zugänge zum Körper und dessen Leiden*. Gießen: Psychosozial-Verlag.

Lemma, A. (2018 [2015]). *Der Körper spricht immer. Körperlichkeit in psychoanalytischen Therapien und jenseits der Couch*. Frankfurt a. M.: Brandes & Apsel.

Leuzinger-Bohleber, M. (2014). Den Körper in der Seele entdecken. Embodiment und die Annäherung an das Nicht-Repräsentierte. *Psyche – Z Psychoanal, 68*(9–10), 922–950.

Leuzinger-Bohleber, M., Fischmann, T., Böker, H., Solms, M. & Northoff, G. (Hrsg.). (2015). *Psychoanalyse und Neurowissenschaften. Chancen, Grenzen, Kontroversen*. Stuttgart: Kohlhammer.

Leuzinger-Bohleber, M. & Pfeifer, R. (1998). Erinnern in der Übertragung – Vergangenheit in der Gegenwart? Psychoanalyse und Embodied Cognitive Science: ein interdisziplinärer Dialog zum Gedächtnis. *Psyche – Z Psychoanal, 52*, 884–918.

Leuzinger-Bohleber, M. & Pfeifer, R. (2013). Embodiment: Den Körper in der Seele entdecken – ein altes Problem und ein revolutionäres Konzept. In Leuzinger-Bohleber, M., Emde, R. N. & Pfeifer, R. (Hrsg.), *Embodiment: Ein innovatives Konzept für Entwicklungsforschung und Psychoanalyse*. Göttingen: Vandenhoeck & Ruprecht.

Loewald, H. W. (1971). On Motivation and Instinct Theory. *The Psychoanalytic Study of the Child, 26*(1), 91–128.

Loewald, H. W. (1977). Primary process, secondary process and language. In ders. (Hrsg.), *Papers on Psychoanalysis* (S. 178–206). New Haven: Yale University Press.

Lohmar, D. & Brudzinska, J. (Hrsg.). (2012). *Founding psychoanalysis phenomenologically. Phenomenological theory of subjectivity and the psychoanalytic experience*. Dordrecht u. a.: Springer.

Lombardi, R. (2019). Mysteries, abysses and impasses in body-mind dissociation. *Int J Psychoanal, 100*(6), 1371–1389.

Lorenzer, A. (1970). Sprachzerstörung und Rekonstruktion. Frankfurt a. M.: Suhrkamp.

Lorenzer, A. (1972). *Zur Begründung einer materialistischen Sozialisationstheorie*. Frankfurt a. M.: Suhrkamp.

Lorenzer, A. (2002). *Die Sprache, der Sinn, das Unbewusste. Psychoanalytisches Grundverständnis und Neurowissenschaften*. Stuttgart: Klett-Cotta.

Luyten, P., van Houdenhove, B., Lemma, A., Target, M. & Fonagy, P. (2012). A mentalization-based approach to the understanding and treatment of functional somatic disorders. *Psychoanalytic Psychotherapy, 26*(2), 121–140. DOI: https://doi.org/10.1080/02668734.2012.678061

Luyten, P., Blatt, S. J. & Fonagy, P. (2013). Impairments in Self Structures in Depression and Suicide in Psychodynamic and Cognitive Behavioral Approaches: Implications for Clinical Practice and Research. *International Journal of Cognitive Therapy*, *6*(3), 265–279. DOI: https://doi.org/10.1521/ijct.2013.6.3.265

Maier, C. (2006). Übertragungspsychose. Ein Beitrag zur Begriffsbestimmung. *Psyche – Z Psychoanal, 60*, 291–318.

Marty, P. (1968). Essential depression. In Birksted-Breen, D., Flanders, S. & Gibeault, A. (Hrsg.), *Reading french psychoanalysis* (S. 459–462). London: Routledge.

Marty, P. & de M'Uzan, M. (1963). Das operative Denken (»Pensée opératoire«*). Psyche – Z Psychoanal, 32*, 974–984.

Marty, P., Fain, M., de M'Uzan, M., & David, C. (1979). Der Fall Dora und der psychosomatische Gesichtspunkt. *Psyche – Z Psychoanal*, *33*(9/10), 888–925.

Marzano, M. (2013). *Philosophie des Körpers*. München: Diederichs.

Mcdougall, J. (1978). *Plädoyer für eine gewisse Anormalität*. Gießen: Psychosozial-Verlag.

Mcdougall, J. (1991 [1989]). *Theater des Körpers*. Weinheim: Verlag Internationale Psychoanalyse.

Merleau-Ponty, M. (1945). *Phänomenologie der Wahrnehmung*. Berlin: de Gruyter.

Merleau-Ponty, M. (1964). *Das Sichtbare und das Unsichtbare*. München: Fink.

Mitchell, S. A. (2003). *Bindung und Beziehung. Auf dem Weg zu einer relationalen Psychoanalyse*. Gießen: Psychosozial-Verlag.

Mitscherlich, A. (1967). *Krankheit als Konflikt. Studien zur psychosomatischen Medizin* (2. Aufl.). Frankfurt a. M.: Suhrkamp.

Neckel, S. (2014). Emotionale Reflexivität – Paradoxien der Emotionalisierung. In Fehmel, T., Lessenich, S. & Preunkert, J. (Hrsg.), *Systemzwang und Akteurswissen. Theorie und Empirie von Autonomiegewinnen* (S. 117–132). Frankfurt a. M.: Campus.

Pankow, G. (1982). Körperbild, Übergangsobjekt und Narzißmus. Ein Beitrag zur vor-konfliktuellen Situation. *Jahrb Psychoanal, 14*, 84–109.

Panksepp, J. & Biven, L. (2012). *The archaeology of mind: Neuroevolutionary origins of human emotions*. New York: W. W. Norton.

Plamper, J. (2012). *Geschichte und Gefühl: Grundlagen der Emotionsgeschichte*. München: Siedler.

Plassmann, R. (1996). Körperpsychologie und Deutungstechnik: Die Praxis der Prozeßdeutung. *Forum Psychoanal, 12*, 19–30.

Plassmann, R. (2016). Die Technik der Prozessdeutung. *Forum Psychoanal, 32*, 443–460.

Plassmann, R. (2019). *Psychotherapie der Emotionen. Die Bedeutung von Emotionen für die Entstehung und Behandlung von Krankheiten*. Gießen: Psychosozial-Verlag.

Plessner, H. (1981 [1928]). *Die Stufen des Organischen und der Mensch. Einleitung in die philosophische Anthropologie*. Frankfurt a.M.: Suhrkamp.

Racker, H. (1988 [1959]). *Übertragung und Gegenübertragung. Studien zur psychoanalytischen Technik*. München, Basel: Reinhardt.

Rau-Luberichs, D. (2016). Wenn der Körper »spricht«. Der bewegte Körper als neuer Königsweg in der psychodynamischen Psychotherapie. In Gödde, G. & Stehle, S. (Hrsg.), *Die therapeutische Beziehung in der psychodynamischen Psychotherapie. Ein Handbuch* (S. 313–338). Gießen: Psychosozial-Verlag.

Reich, G. (2001). Psychodynamische Aspekte der Bulimie und Anorexie. In Reich, G, Buchheim, P. & Cierpka, M. (Hrsg.), *Psychotherapie der Essstörungen. Krankheitsmodelle und Therapiepraxis – störungsspezifisch und schulenübergreifend* (S. 51–67). Stuttgart: Thieme.

Röd, W. (1982). *Descartes. Die Genese des Cartesianischen Rationalismus*. München: Beck.

Sandler, J. (1976). Gegenübertragung und Bereitschaft zur Rollenübernahme. *Psyche – Z Psychoanal, 30*, 297–305.

Scharff, J.M. (2007) Psychoanalyse und inszenierende Interaktion. Gemeinsamkeiten und Unterschiede. In Geißler, P. & Heisterkamp, G. (Hrsg.), *Psychoanalyse der Lebensbewegungen. Zum körperlichen Geschehen in der psychoanalytischen Therapie – Ein Lehrbuch* (S. 83–98). Berlin: Springer.

Scharff, J.M. (2010). *Die leibliche Dimension in der Psychoanalyse*. Frankfurt a.M.: Brandes & Apsel.

Scharff, J.M. (2021). *Psychoanalyse und Zwischenleiblichkeit*. Frankfurt a.M.: Brandes & Apsel.

Scheer, M. (2012). Are emotions a kind of practice (and is that what makes them have a history)? A Bourdieuian approach to understanding emotion. *History and Theory, 51*(2), 193–220. DOI: https://doi.org/10.1111/j.1468-2303.2012.00621.x

Schneider, P. (1999). *Sigmund Freud*. München: dtv.

Schultz-Venrath, U. (2013). *Lehrbuch Mentalisieren. Psychotherapien wirksam gestalten*. Stuttgart: Klett-Cotta.

Schultz-Venrath, U. (2021). *Mentalisieren des Körpers*. Stuttgart: Klett-Cotta.

Schultz-Venrath, U., Brand, T., Euler, S. & Fuhrländer, S. (2012). Mentalisierungsbasierte Therapie für Persönlichkeitsstörungen – ein (neues)

Paradigma für behaviorale und psychodynamische Psychotherapien. *Schweizer Archiv für Neurologie und Psychiatrie*, *163*(5), 179–186.

Schur, M. (1980 [1955]). Zur Metapsychologie der Somatisierung. In Brede, K. (Hrsg.), *Einführung in die psychosomatische Medizin* (S. 335–395). Frankfurt a. M.: Syndikat.

Smadja, C. (2001). *The psychosomatic paradox*. London: Free Association Books.

Spinoza, B. de (2007 [1677]). *Die Ethik*. Stuttgart: Reclam.

Stern, D. N. (1992). *Die Lebenserfahrung des Säuglings*. Stuttgart: Klett-Cotta.

Stern, D. N. (2011). *Formen der Vitalität. Die Erforschung dynamischen Erlebens in Psychotherapie, Entwicklungspsychologie und den Künsten*. Frankfurt a. M.: Brandes & Apsel.

Stern, D. N. & Boston Change Process Study Group (BCPSG) (Hrsg.). (2012). *Veränderungsprozesse. Ein integratives Paradigma*. Frankfurt a. M.: Brandes & Apsel.

Stern, D. N., Sander, L. W., Nahum, J. P., Harrison, A. M., Lyons-Ruth, K., Morgan, A. C., Bruschweiler-Stern, N. & Tronick, E. Z. (2002 [1998]). Nicht-deutende Mechanismen in der psychoanalytischen Therapie. Das »Etwas-Mehr« als Deutung. *Psyche – Z Psychoanal*, *56*(9/10), 974–1006.

Stoller, S. (2020). Fungierende Leiblichkeit. Kleine Verteidigung von Merleau-Pontys Begriff der fungierenden Intentionalität. In Kadi, U. & Unterthurner, G. (Hrsg.), *Macht – Knoten – Fleisch. Topographien des Körpers bei Foucault, Lacan und Merleau-Ponty* (S. 253–268). Stuttgart: Metzler.

Storck, T. (2013). Doing transference. Agieren als Ver-handeln der Übertragungsbeziehung. *Jahrb Psychoanal*, *66*, 81–120.

Storck, T. (2016a). *Psychoanalyse und Psychosomatik. Die leiblichen Grundlagen der Psychodynamik*. Stuttgart: Kohlhammer.

Storck, T. (2016b). Why drive? Psychoanalytic reflections on the film »Never let me go«. *Int J Psychoanal*, *97*(1), 189–203.

Storck, T. (2018a). *Grundelemente psychodynamischen Denkens. Band 1: Trieb*. Stuttgart: Kohlhammer.

Storck, T. (2018b). *Grundelemente psychodynamischen Denkens. Band 2: Sexualität und Konflikt*. Stuttgart: Kohlhammer.

Storck, T. (2018c). *Psychoanalyse nach Sigmund Freud*. Stuttgart: Kohlhammer.

Storck, T. (2018d). Szenisches Verstehen. In Gumz, A. & Hörz-Sagstetter, S. (Hrsg.), *Psychodynamische Psychotherapie in der Praxis* (S. 57–70). Weinheim: Beltz.

Storck, T. (2019). *Grundelemente psychodynamischen Denkens. Band 4: Objekte*. Stuttgart: Kohlhammer.

Storck, T. (2020a). 100 Jahre Rezeption des Todestriebkonzepts. *Psyche – Z Psychoanal*, *74*(11), 831–867.

Storck, T. (2020b). *Grundelemente psychodynamischen Denkens. Band 5: Übertragung*. Stuttgart: Kohlhammer.

Storck, T. (2020c). *Verschmelzung oder Isolation. Zum psychodynamischen Dilemma der Objektbeziehung bei psychosomatischen Erkrankungen. Jahrbuch für Kinder- und Jugendlichen-Psychoanalyse. Band 9: Psychosomatik – Sadomasochismus – Trauma* (S. 184–202). Frankfurt a. M.: Brandes & Apsel.

Storck, T. (2021a). *Grundelemente psychodynamischen Denkens. Band 6: Abwehr und Widerstand*. Stuttgart: Kohlhammer.

Storck, T. (2021b). Behandlungsleitfaden Analytische Psychotherapie. In Rief, W., Schramm, E. & Strauß, B. (Hrsg.), *Psychotherapie. Ein kompetenzorientiertes Lehrbuch* (S. 523–527). München: Elsevier.

Storck, T. (2021c). Konflikt. In Strauß, B., Galliker, M., Linden, M. & Schweitzer, J. (Hrsg.), *Ideengeschichte der Psychotherapieverfahren. Theorien, Konzepte, Methoden* (S. 134–141). Stuttgart: Kohlhammer.

Storck, T. (2021d). Mentalisierung und die Pariser Schule der Psychosomatik. *Forum der Psychoanalyse, 37*, 87–97. DOI: https://doi.org/10.1007/s00451-019-00372-7

Storck, T. (2021e). *Grundelemente psychodynamischen Denkens. Band 7: Ich und Selbst*. Stuttgart: Kohlhammer.

Storck, T. (in Vorb. a). *Grundelemente psychodynamischen Denkens. Band 8: Deutung*. Stuttgart: Kohlhammer.

Storck, T. (in Vorb. b). Übertrieben? Zur Relevanz der psychoanalytischen Triebtheorie für die Entwicklungspsychologie. *Kinder- und Jugendlichen-Psychotherapie. Zeitschrift für Psychoanalyse und Tiefenpsychologie*.

Storck, T. (in Vorb. c). Mentalisierte Alterität. Psychodynamisches Arbeiten mit der leiblichen Gegenübertragung. In Leikert, S. (Hrsg.), *Konzepte zur Psychoanalyse der Körperlichkeit. Veränderungen in der psychodynamischen Behandlungstechnik*. Frankfurt a. M.: Brandes & Apsel.

Storck, T. & Billhardt, F. (2021). *Denken und Lernen. Psychoanalyse und Allgemeine Psychologie*. Stuttgart: Kohlhammer.

Storck, T. & Stegemann, D. (2021). *Psychoanalytische Konzepte in der Psychosenbehandlung. Entwicklungspsychologie, Störungsbild, Beziehungsdynamik*. Stuttgart: Kohlhammer.

Strauß, B. (2014). *Bindung*. Gießen: Psychosozial-Verlag.

Taubner, S. (2015). *Konzept Mentalisieren. Eine Einführung in Forschung und Praxis*. Gießen: Psychosozial-Verlag.

Tuckett, D. (2020 [2019]). Übertragung und Übertragungsdeutung neu betrachtet. Weshalb ein sparsames Modell der Praxis nützlich sein könnte. In Münch, K. (Hrsg.), *Internationale Psychoanalyse. Band 15: Einklang und Vielstimmigkeit* (S. 251–287). Gießen: Psychosozial-Verlag.

Vandekerckhove, M. & Panksepp, J. (2011). A neurocognitive theory of higher mental emergence: From anoetic affective experiences to noetic knowledge and autonoetic awareness. *Neuroscience & Biobehavioral Reviews, 35*(9), 2017–2025. https://doi.org/10.1016/j.neubiorev.2011.04.001

Volz-Boers, U. (2007). Psychoanalyse mit Leib und Seele: Körperliche Gegenübertragung als Zugang zu nicht symbolisierter Erfahrung und neuer

Repräsentanzenbildung. In Geißler, P. & Heisterkamp, G. (Hrsg.), *Psychoanalyse der Lebensbewegungen. Zum körperlichen Geschehen in der psychoanalytischen Therapie – Ein Lehrbuch* (S. 39–58). Berlin: Springer.

von Scheve, C. (2009). *Emotionen und soziale Strukturen. Die affektiven Grundlagen sozialer Ordnung*. Frankfurt a. M.: Campus.

Waldenfels, B. (2000). *Das leibliche Selbst. Vorlesungen zur Phänomenologie des Leibes*. Frankfurt a. M.: Suhrkamp.

Waldenfels, B. (2002). *Bruchlinien der Erfahrung. Phänomenologie, Psychoanalyse, Phänomenotechnik*. Frankfurt a. M.: Suhrkamp.

Warsitz, R.-P. (1989). Von den Spuren der Seele im Körper. Skeptische Einwände wider die psychosomatische Konzeption der Einheit von Leib und Seele. *Fragmente, 31*, 35–57.

Warsitz, R.-P. (2020). Das Unbewusste als Zwischenleiblichkeit, als Topologie des Imaginären und als Intertextualität. In Kadi, U. & Unterthurner, G. (Hrsg.), *Macht – Knoten – Fleisch. Topographien des Körpers bei Foucault, Lacan und Merleau-Ponty* (S. 269–288). Stuttgart: Metzler.

Whitebook, J. (2018). *Freud: sein Leben und Denken*. Stuttgart: Klett-Cotta.

Will, H. (2016). Ungesättigte und gesättigte Deutungen. *Psyche – Z Psychoanal, 70*, 2–23.

Wilm, H., Unterthurner, G., Storck, T., Kadi, U. & Boelderl, A. R. (Hrsg.). (2021). *Körper-Glossar*. Wien: Turia + Kant.

Winnicott, D. W. (1960). The theory of the parent-infant relationship. *Int J Psychoanal, 41*, 585–595.

Zepf, S. (2006). *Allgemeine psychoanalytische Neurosenlehre, Psychosomatik und Sozialpsychologie. Ein kritisches Lehrbuch. Band 1* (2., erw. u. aktual. Aufl.). Gießen: Psychosozial-Verlag.

Zepf, S. (2013). Einige Notizen zu Freuds Konversionskonzept. In ders., *Psychoanalyse. Aufsätze zu epistemologischen und sozialpsychologischen Fragen sowie zu den theoretischen und therapeutischen Konzepten. Band 3* (S. 413–437). Gießen: Psychosozial-Verlag.

Zepf, S. & Hartmann, S. (2003). Übertragung und Übertragungsneurose. *Forum Psychoanal, 19*, 82–98.

Psychosozial-Verlag

Mathias Hirsch

Schuldgefühl

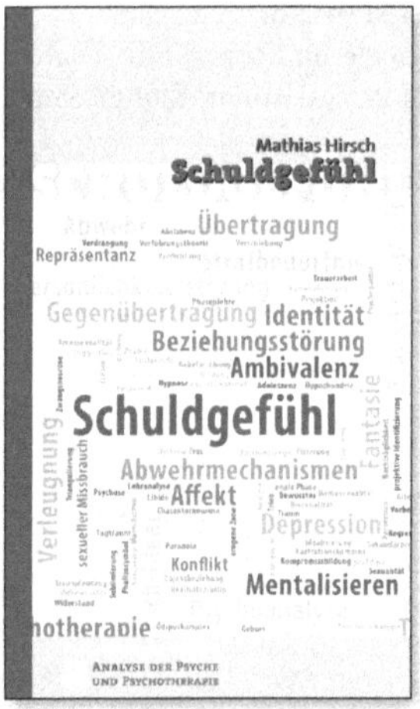

2016 · 135 Seiten · Broschur
ISBN 978-3-8379-3007-8

Wer kennt sie nicht: die Last von Schuldgefühlen?

Während Schuldempfinden in der Regel hilfreich ist, um das soziale Miteinander zu regulieren und Reife zu ermöglichen, erschweren pathologische Schuldgefühle das Leben und den eigenen Entwicklungsprozess. Die Gründe für irrationale Schuldgefühle liegen in der Kindheit und lassen sich auf negative Erfahrungen zurückführen wie physische oder sexuelle Gewalt, emotionalen Missbrauch, nicht betrauerte Verluste oder eine unerwünschte Existenz. Solche Erlebnisse werden verinnerlicht und erzeugen traumatische Introjekte, die Beziehungs- und Identitätsstörungen zur Folge haben und Schuldgefühle verursachen.

Mathias Hirsch zeigt, wie wichtig es ist, in der Psychotherapie sorgfältig zwischen realer Schuld und irrationalen Schuldgefühlen zu unterscheiden und dem Phänomen der negativen therapeutischen Reaktion sowie besonderen Gegenübertragungsreaktionen sensibel zu begegnen. Er nimmt eine psychoanalytisch fundierte Systematisierung des Schuldgefühls vor und differenziert zwischen Basis-, Vitalitäts-, Trennungs- und traumatischem Schuldgefühl.

Walltorstr. 10 · 35390 Gießen · Tel. 0641-969978-18 · Fax 0641-969978-19
bestellung@psychosozial-verlag.de · www.psychosozial-verlag.de

Psychosozial-Verlag

Wolfgang Wöller

Dissoziation

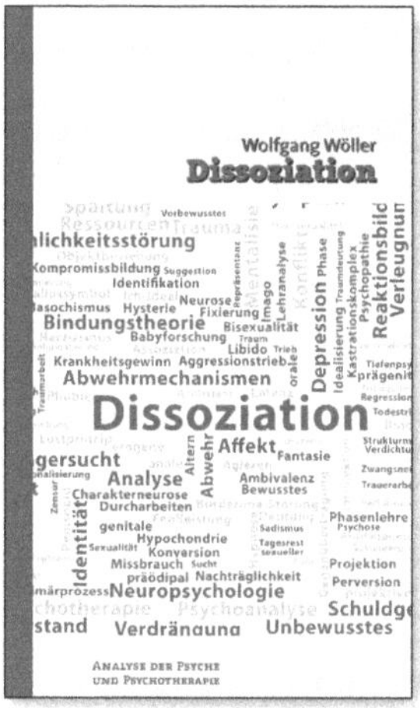

2020 · 144 Seiten · Broschur
ISBN 978-3-8379-3006-1

Vom »Neben-sich-Stehen« bis zum pathologischen Phänomen – das Spektrum an Dissoziationen ist breit.

Dissoziation schützt Betroffene davor, nach traumatischen Erlebnissen von unerträglichen Gefühlen oder Erinnerungen überwältigt zu werden. Als bedrohlich empfundene Inhalte lassen sich so aus dem Alltagsbewusstsein ausblenden. Folgen können jedoch Gefühle der Entfremdung vom eigenen Körper oder von der Umwelt, Erinnerungslücken oder eine starke Diskrepanz zwischen Handeln und Erleben sein.

Wolfgang Wöller zeichnet die Geschichte der psychoanalytischen Beschäftigung mit dissoziativen Phänomenen von ihren Anfängen bis in die Gegenwart nach. Inzwischen gibt es integrative psychodynamische Ansätze zur Behandlung dissoziativer Störungen, die auch neurobiologische, bindungstheoretische und psychotraumatologische Forschungsergebnisse berücksichtigen. Wöller nimmt die Schwierigkeiten und verschiedenen Vorgehensweisen bei der Diagnostik von Dissoziationen in den Blick und widmet sich dem Behandlungskonzept für schwere dissoziative Störungen, in dem sich der neueste Stand eines ressourcenbasierten psychodynamischen therapeutischen Zugangs widerspiegelt.

Walltorstr. 10 · 35390 Gießen · Tel. 0641-969978-18 · Fax 0641-969978-19
bestellung@psychosozial-verlag.de · www.psychosozial-verlag.de

Psychosozial-Verlag

Felix Brauner

Mentalisieren und Fremdenfeindlichkeit

Psychoanalyse und Kritische Theorie im Paradigma der Intersubjektivität

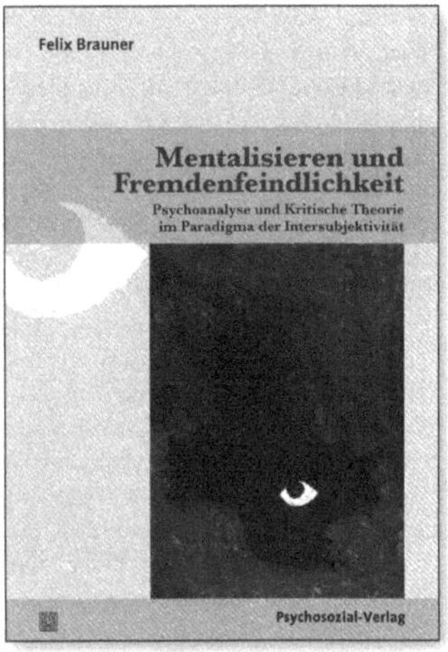

2018 · 313 Seiten · Broschur
ISBN 978-3-8379-2770-2

Brauners Studie ist ein Plädoyer für das Zusammendenken von Psychoanalyse und Kritischer Theorie.

Felix Brauner macht die Konzepte der modernen, auf Intersubjektivität ausgerichteten Psychoanalyse für die Gesellschaftskritik fruchtbar, indem er Anknüpfungspunkte zur aktuellen Kritischen Theorie herausarbeitet. Um die Identitätsbildung von Subjekten in der Spätmoderne sowie ihr Misslingen zu verstehen, stellt er das Konzept der Mentalisierung in den Vordergrund seiner Forschung. Er wendet dabei die Modelle der Mentalisierungstheorie auf den Untersuchungsgegenstand der Fremdenfeindlichkeit an und analysiert bedrohliche Folgen einer Überidentifizierung mit der ethnischen oder nationalen Eigengruppe. In seiner umfassenden Studie demonstriert er, wie eine strukturell geringere Ausbildung von Fähigkeiten zur Emotionsregulation und Empathie in Kindheit und Jugend sowie eine dynamische Anfälligkeit für Regressionen auf prämentalisierende Reflexionsmodi im Erwachsenenalter zu fremdenfeindlichen Ressentiments führen können.

Am 16. November 2018 wurde das Buch mit dem Förderpreis der Sigmund-Freud-Stiftung für hervorragende psychoanalytische Arbeiten ausgezeichnet.

Walltorstr. 10 · 35390 Gießen · Tel. 0641-969978-18 · Fax 0641-969978-19
bestellung@psychosozial-verlag.de · www.psychosozial-verlag.de

Psychosozial-Verlag

Timo Storck

Formen des Andersverstehens

Psychoanalytische Teamarbeit in der teilstationären Behandlung bei psychosomatischen Erkrankungen

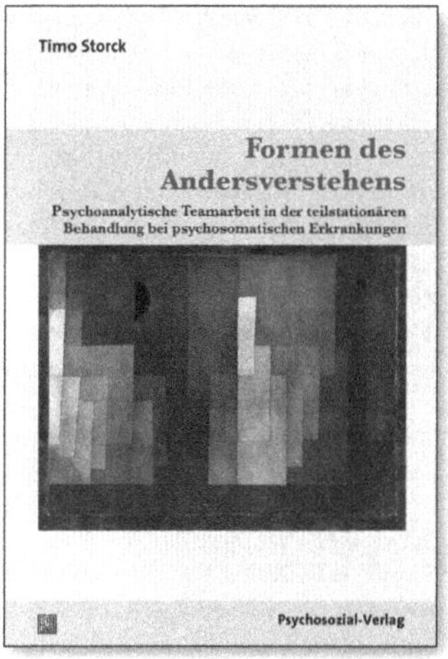

2016 · 510 Seiten · Broschur
ISBN 978-3-8379-2622-4

Psychoanalytisches Verstehen hat aufgrund der Beschäftigung mit dem dynamisch Unbewussten die Besonderheit, ein »anderes« Verstehen zu sein: ein Verstehen, das sich demjenigen widmet, das dem Sinn entgegensteht. Psychosomatische Erkrankungen bilden dafür ein besonderes Feld, weil ihre Psychodynamik wesentlich in einem negativen Sinn begriffen werden kann: als eine Zurückweisung von Beziehung, Besetzung und Bedeutung.

Timo Storck untersucht die Verläufe von acht Behandlungen mit psychosomatisch erkrankten PatientInnen in psychoanalytisch ausgerichteter teilstationärer Behandlung. Die Auswertung dieser empirischen Daten ergänzt er durch konzeptuelle und methodologische Überlegungen: zu psychoanalytischen Konzeptionen psychosomatischer Erkrankungen, zu Theorie und Praxis von Klinikbehandlungen sowie zu einer psychoanalytischen Hermeneutik. Daraus entwickelt er schließlich Folgerungen für das Verhältnis von Verstehen und Veränderung im Behandlungsprozess.

Walltorstr. 10 · 35390 Gießen · Tel. 0641-969978-18 · Fax 0641-969978-19
bestellung@psychosozial-verlag.de · www.psychosozial-verlag.de

Psychosozial-Verlag

Reinhard Plassmann

Psychotherapie der Emotionen

Die Bedeutung von Emotionen für die Entstehung und Behandlung von Krankheiten

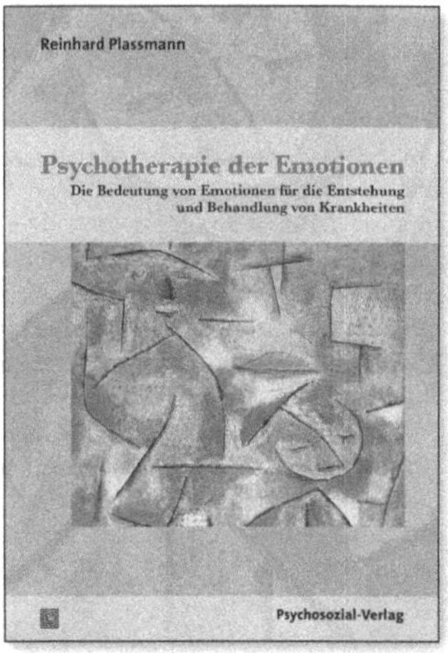

2019 · 308 Seiten · Broschur
ISBN 978-3-8379-2884-6

Für seelische Gesundheit ist das Schicksal der Emotionen von zentraler Bedeutung, ebenso für die konkrete Arbeitsweise in der Psychotherapie. Die moderne Emotionsforschung erlaubt ein weiterentwickeltes Verständnis psychosomatischer Erkrankungen. Reinhard Plassmann wertet Ergebnisse der Säuglingsforschung, Bindungsforschung, Neurobiologie und Traumatherapie aus. Gestützt auf umfangreiche Behandlungserfahrungen und dargestellt an zahlreichen Fallbeispielen entwickelt er eine aktuelle wie praxisnahe Behandlungsmethodik. Im Mittelpunkt stehen dabei die Vorgänge der emotionalen Resonanz zwischen PatientIn und TherapeutIn, die Notwendigkeit der Emotionsregulation und die dadurch ermöglichten Vorgänge der Transformation, also der seelischen Verarbeitung. Mit dieser wissenschaftlich fundierte Methodik für die Behandlung emotional bedingter Krankheiten stellt der Autor eine wertvolle Hilfe für die klinische Praxis zur Verfügung.

Walltorstr. 10 · 35390 Gießen · Tel. 0641-969978-18 · Fax 0641-969978-19
bestellung@psychosozial-verlag.de · www.psychosozial-verlag.de